Pilates

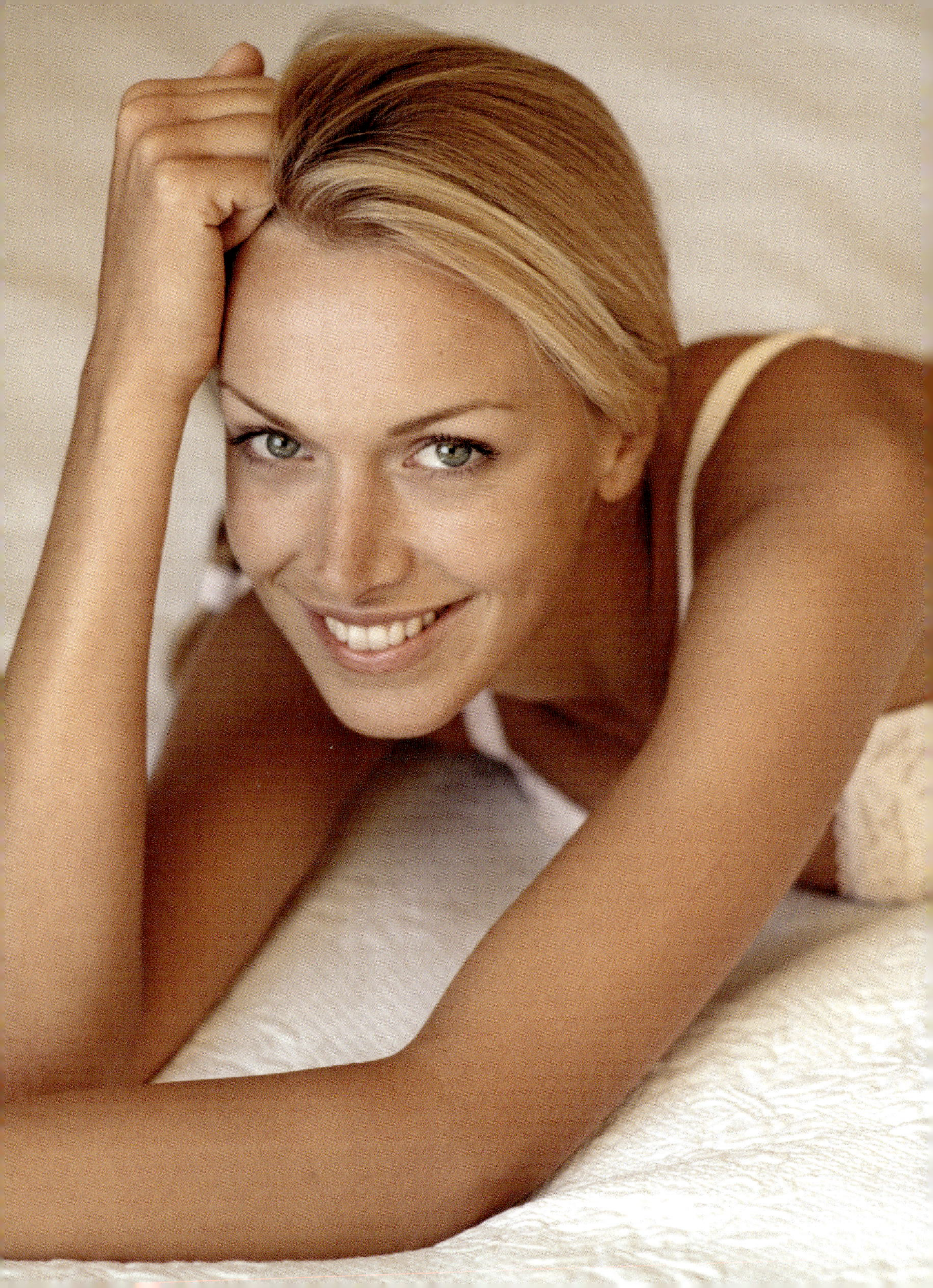

Christof Baur • Bernd Thurner

Pilates

Die besten Übungen

Weltbild

Inhalt

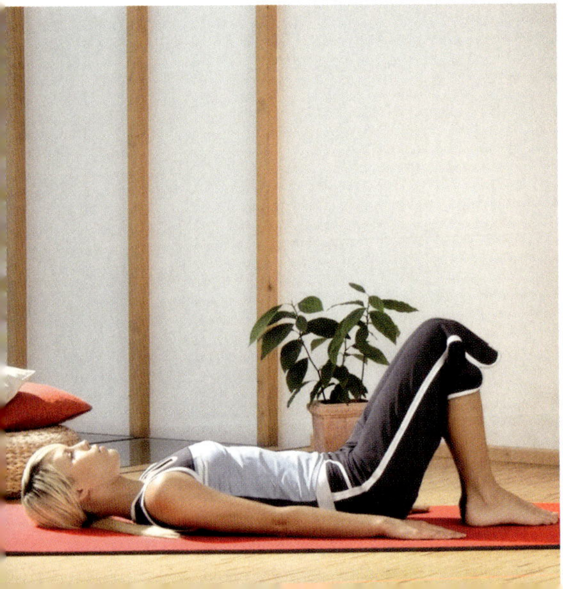

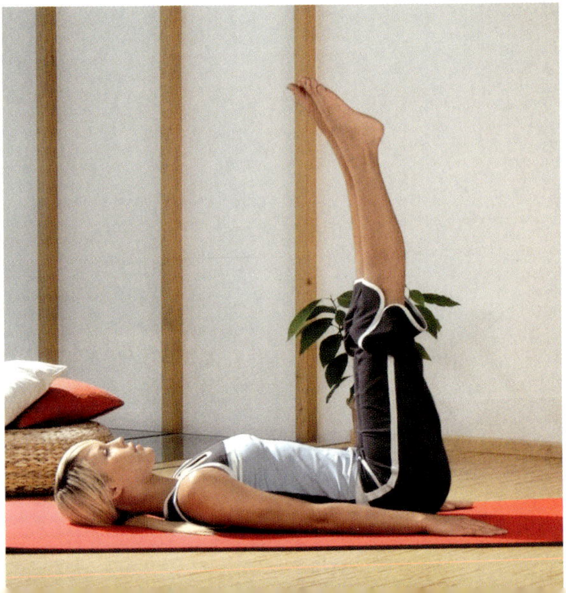

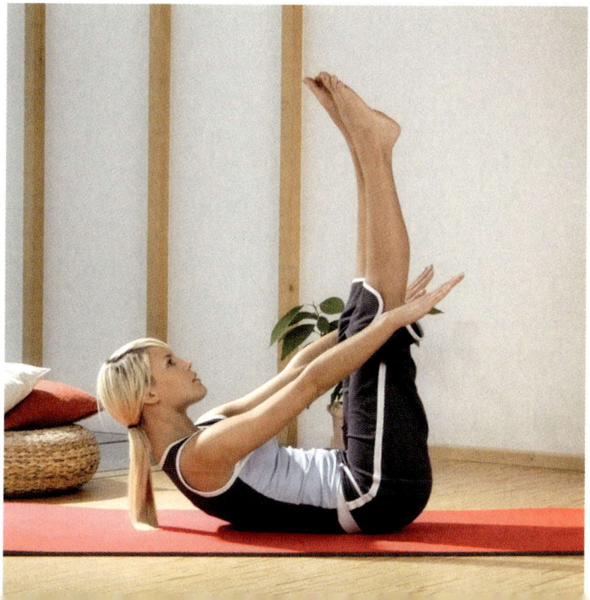

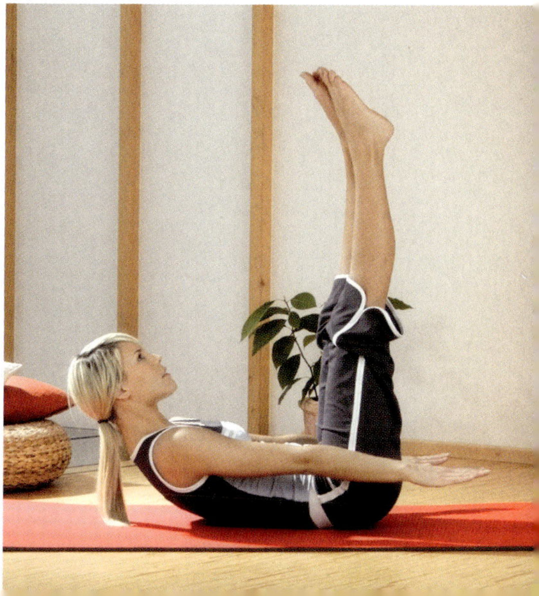

Populäre Gymnastikübungen

Pilates-Training ist im Moment wohl eine der populärsten Methoden auf dem gesamten Fitness- und Wellnesssektor. Vor allem Stars wie Madonna oder Uma Thurman haben die Pilates-Übungen auf der ganzen Welt bekannt gemacht. Abertausende von Frauen absolvieren inzwischen regelmäßig ein Pilates-Übungsprogramm. Denn Pilates macht straff, schön und beweglich und gibt Rückenschmerzen keine Chance.
Aber was genau ist Pilates eigentlich? Wer hat es entwickelt, und woher kommt der Name? Und ist es wirklich so effektiv, wie uns die Werbung glauben machen will? Auf all diese Fragen möchten wir Ihnen in diesem Buch eine Antwort geben.

Im ersten Teil stellen wir Ihnen den Gründer – Joseph Pilates – vor und sagen Ihnen, welche Vorstellungen und Grundprinzipien hinter seiner Methode stecken. Wir bewerten für Sie die Trainingsmethode »Pilates« und vergleichen sie mit den neuesten Erkenntnissen aus der Sportwissenschaft. So haben auch Sie es leichter, herauszufinden, ob ein Pilates-Trainingsprogramm für Ihre Ansprüche geeignet ist. Wir zeigen Ihnen genau, worauf es beim Training ankommt und wie Sie richtig und effektiv trainieren. Viele praktische Tipps bekommen Sie auch im Übungsteil. Außerdem erfahren Sie, wie Sie Ihren persönlich Trainingsplan im Einzelnen gestalten können. Eine gewisse Beweglichkeit ist die Grundvoraussetzung, um mit einem Pilates-Übungsprogramm beginnen zu können. Testen Sie mit unseren Testübungen, wie beweglich Sie sind. Im Anschluss daran führen wir Sie durch ein ausführliches Dehnprogramm, das Ihre Muskulatur geschmeidig macht und Ihnen neue Beweglichkeit verleiht.

Die Pilates-Körperschule beschäftigt sich mit den Grundtechniken von Pilates. Die richtige Grundhaltung, Atmung und Präzision wollen geübt werden. Wenn Sie schließlich wissen, was eine Neutralposition oder die Aktivierung des »Powerhouse« ist und wie Sie diese Haltungen korrekt einnehmen, steht Ihrem Übungsprogramm nichts mehr im Wege. Wir haben drei Übungsprogramme für Sie zusammengestellt – aufgeteilt nach Anfängern, Fortgeschrittenen und Könnern. Auch für Sie sind sicher die richtigen und passenden Übungen dabei!

Autoren und Verlag wünschen Ihnen viel Vergnügen auf Ihrem ganz persönlichen Weg zu mehr Beweglichkeit und Lebensfreude.

» Pilates – Harmonie von Körper und Geist «

Erfahren Sie, woher die Pilates-Methode kommt, wer sie begründet hat, welches die wichtigsten Pilatesprinzipien sind und was es mit Ihrem »Powerhouse« auf sich hat.

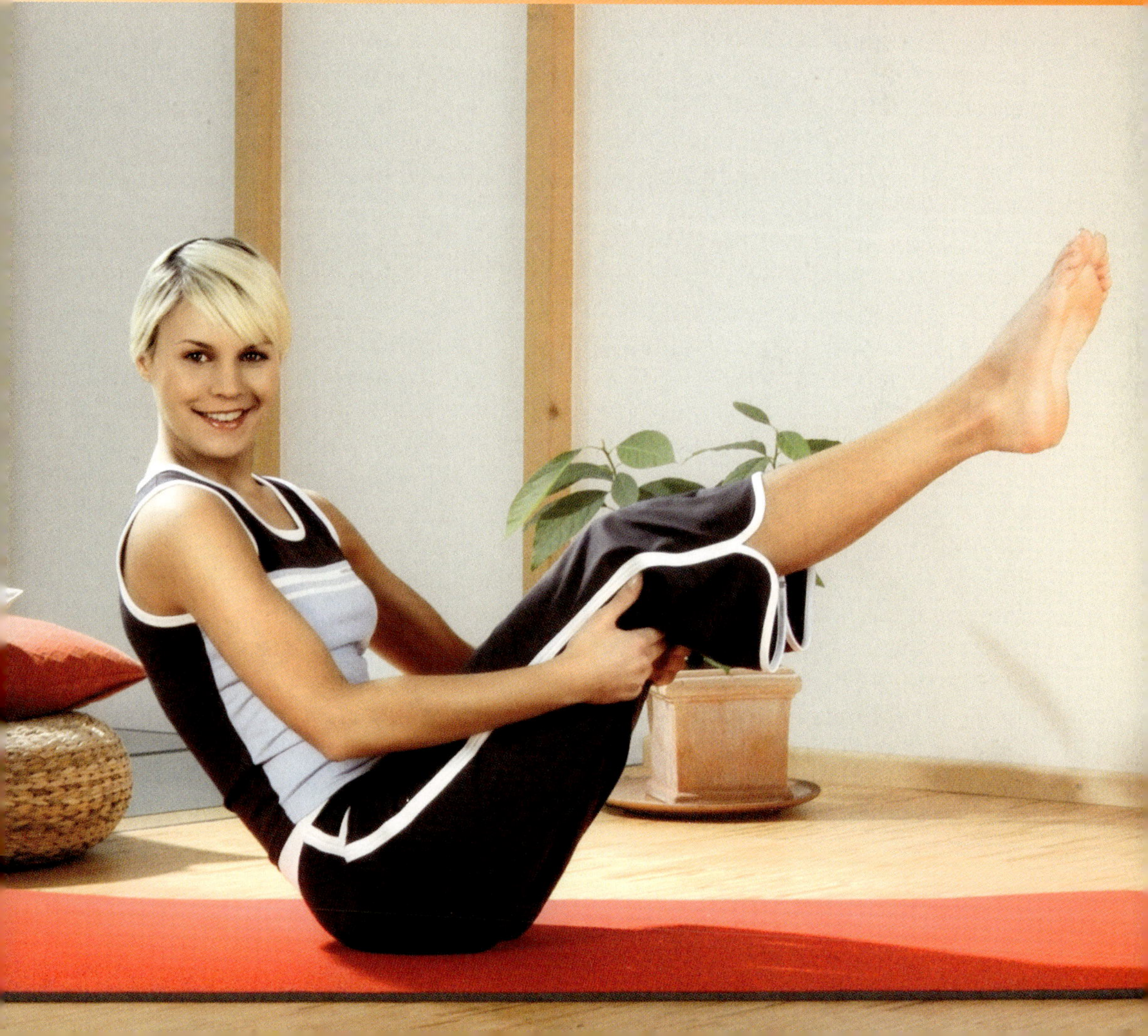

Was ist Pilates?

Die Pilates-Methode

Die Pilates-Methode wurde 1926 von Joseph Pilates entwickelt und erlebt im Moment einen Boom. Auch in Deutschland findet sie immer mehr Anhänger.

Das ursprüngliche Programm des Begründers der Methode wurde im Laufe der Jahre von seinen Schülern weiterentwickelt und verändert. Das gilt insbesondere für die Anfängerübungen, die völlig neu konzipiert werden mussten, da Joseph Pilates vor allem mit durchtrainierten Sportlern arbeitete. Aber auch er beharrte keineswegs auf starren Trainingsmustern.

Entscheidend war für ihn immer die Anpassung des Übungsprogramms an die Bedürfnisse des Einzelnen. Er handelte allerdings stets nach festen Grundprinzipien, die bis heute sportwissenschaftlichen und medizinischen Anforderungen standhalten. Diese Grundprinzipien, sozusagen die »Pilates-Philosophie«, müssen Sie verinnerlichen, um mit der Methode Erfolg zu haben.

Die heutigen, modernen Übungsprogramme entsprechen dem neuesten Wissen. Moderne Pilates-Übungen sind ein ideales Konzept für die Harmonie von Körper und Geist.

Besonders Menschen mit Rückenproblemen können sehr von Pilates profitieren.

Vor 80 Jahren

»Meine Methode fördert den Körper ganzheitlich. Sie korrigiert Fehlhaltungen, aktiviert die körperliche Leistungsfähigkeit, stärkt die Konzentrationsfähigkeit und steigert die Lebensqualität«.
Mit diesen Worten warb der in Düsseldorf geborene Joseph Pilates bereits vor 80 Jahren für seine Körperschule. Im Jahre 1926 gründete er in New York ein eigenes Gymnastikstudio.
Seine Klientel bestand vor allem aus professionellen Tänzern, Turnern, Athleten und Schauspielern.

Der Pilates-Effekt

Richtig angewendet ist Pilates eine Trainingsmethode für Menschen aller Fitnessstufen und jeden Alters. Die Förderung von Kraft, Koordination und Beweglichkeit wird gezielt miteinander vereint und sorgt für ein neues Körpergefühl. Trainiert werden vor allem die tief liegenden Muskelbereiche, die oftmals in klassischen Fitnessprogrammen vernachlässigt werden. Die Funktion dieser Muskeln ist aber für einen richtigen Bewegungsablauf äußerst wichtig. Die Kontrolle des Bewegungsablaufs, die Präzision und eine bewusste Atmung sind die entscheidenden Grundlagen aller Übungen.

Dazu ist immer eine hohe Körperspannung notwendig.
Eine typische Pilates-Übung beginnt mit Konzentration – denn nur wer geistig-seelisch vollkommen präsent ist, kann seinen Körper bewusst und wirkungsvoll trainieren.
Innere Bilder verbessern die Körperwahrnehmung und verhelfen zu einem unmittelbaren Trainingseffekt: Verspannungen der Muskulatur und der Seele werden gelöst.
Regelmäßiges Üben garantiert Ihnen straffe Muskeln und verleiht Ihrem wohlgeformten und beweglichen Körper mehr Leistungsfähigkeit.

Das Übungsprogramm

Die Übungen in diesem Buch werden detailliert bezüglich ihrer Wirkung und Ausführung beschrieben. Die Grundlage jeder Übung ist eine präzise und exakte Bewegungsausführung.
Der Praxisteil beginnt deshalb mit einem Test Ihrer Beweglichkeit. Beweglichkeit ist eine Voraussetzung für ein erfolgreiches Training. Danach folgt ein spezielles Dehnprogramm, das ebenfalls die Beweglichkeit fördert und die Pilates-Übungen ergänzt.
Danach stellen wir Ihnen die »Pilates-Körperschule« vor. Sie ermöglicht es Ihnen, Bewegungszusammenhänge besser zu verstehen und bewusster wahrzunehmen.
Dehnübungen und Körperschule sind die Grundlage für das eigentliche Pilates-Übungsprogramm. Sie sollen vor allem den Einstieg für Trainingsanfänger erleichtern.
Die Pilates-Übungsprogramme im Anschluss daran sind entsprechend ihrer Schwierigkeit für Anfänger, Fortgeschrittene und Könner aufgebaut. Zahlreiche Übungsbeispiele ermöglichen wirklich jedem Pilatesfan eine auf die persönlichen Bedürfnisse zugeschnittene Trainingsgestaltung.

Bewegung neu erleben

Die Harmonie von Körper und Geist ist das übergeordnete Ziel von Pilates. Um diese Einheit zu erreichen, entwickelte Joseph Pilates eine Reihe von Grundelementen, die das Fundament jeder Übung sind. Sie sind der Schlüssel für den Erfolg Ihres Übungsprogramms. Haben Sie diese Grundlagen verinnerlicht, werden Sie Bewegung auch und gerade im Alltag neu erleben.
Bewegungen sind nichts anderes als Programme und Bilder, die im Gehirn geplant und durch die Muskeln ausgeführt werden. Je klarer diese Bilder definiert sind, umso gezielter und exakter ist der Ablauf einer Bewegung.
Die Durchführung von Pilates-Übungen erfordert deshalb stets Ihre ungeteilte Aufmerksamkeit.

Die fünf wichtigsten Pilates-Prinzipien

1 Präzision

Die exakte und korrekte Übungsausführung ist das oberste und wichtigste Grundprinzip des Pilates-Übungsprogramms. Alle weiteren Prinzipien dienen nur dazu, die Präzision zu erhöhen.
Jede Übung beinhaltet zahlreiche Details, die der Trainierende beachten muss, um das übungsspezifische Ziel zu erreichen. Um diese Feinheiten zu erkennen und zu verstehen, benötigen Sie theoretische und praktische Körpererfahrung.
Pilates-Einsteiger sollten sich deshalb intensiv mit der Körperschule (→ Seite 35 ff.) beschäftigen. Eine Bewegung besteht immer aus einer Kette von einzelnen Elementen, die in der richtigen Reihenfolge aufeinander abgestimmt werden müssen. Diese Grundelemente lernen Sie dort kennen. Erarbeiten Sie sich Schritt für Schritt – ähnlich einer tänzerischen Choreographie – die einzelnen Pilates-Bausteine.

2 Konzentration

Um neue Bewegungsabläufe zu erlernen und im motorischen Gedächtnis zu speichern, sollten überflüssige Reize ausgeschaltet werden. Das bedeutet: keine Musik, kein Fernsehen im Übungsraum. Widmen Sie Ihrem Übungsprogramm Ihre ganze Aufmerksamkeit und Konzentration. Nur so können Sie im Laufe der Zeit die notwendige Präzision bei den Übungsabläufen erzielen.
Durch regelmäßiges Wiederholen und bewusstes Üben trainieren und verinnerlichen Sie die richtige Art, sich zu bewegen. Davon werden Sie auch im Alltag profitieren.
Auch wenn wir uns Bewegungsabläufe nur vorstellen, erzeugen diese Bilder unseres Gehirns bereits messbare elektrische Impulse in unserer Muskulatur. Daraus können wir folgern: Gedachte Bewegung ist ebenfalls Bewegung.
Dieses mentale Training ist das geistige Ausführen eines kompletten Bewegungsablaufes, und es bewirkt im Gehirn eine erhöhte Durchblutung.

3 Fließende Bewegungen

Der Bewegungsfluss ist – nicht nur bei Pilates – ein wichtiges Merkmal zur Beurteilung der Qualität einer Bewegung. Um eine fließende Bewegung zu erzielen, müssen Krafteinsatz, Tempo und Präzision optimal aufeinander abgestimmt werden.
Je häufiger Sie Ihre Bewegungsabläufe einstudieren, desto kontrollierter wird Ihre Feinsteuerung. Die einzelnen Phasen der Bewegung werden flüssig verbunden und steigern die Bewegungsökonomie.

Versuchen Sie von Beginn an, ruckartige Bewegungen zu vermeiden. Kontrollieren Sie die Abläufe durch langsame und gleichmäßige Bewegungen. Auf diese Weise steigern Sie die gewünschte Wirkung auf Körper und Geist und reduzieren die Belastung der Gelenke.

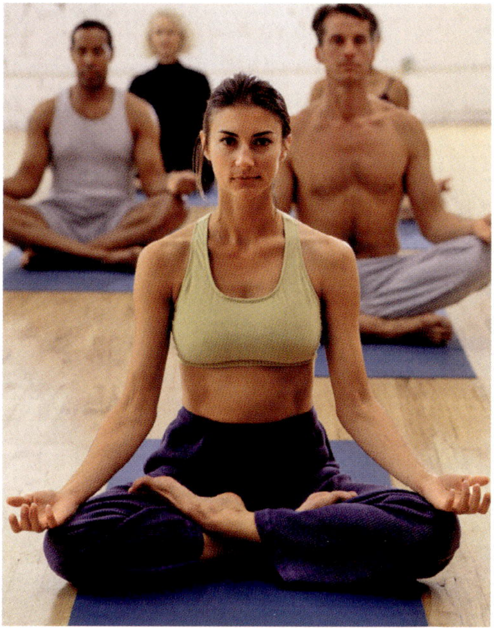

Yoga und Pilates teilen die ruhigen Bewegungen und die Konzentration.

4 Zentrierung

Joseph Pilates entwickelte sein Übungsprogramm auf der Grundlage praktischer Erfahrungswerte und seiner offensichtlich hervorragenden Fähigkeit zur Körperwahrnehmung. Nach seinem Grundverständnis benötigt jede Bewegung eine stabile Basis, eine Art Fundament, auf dem der Bewegungsablauf aufbauen kann.

Wir können unseren Körper mit einem Schiff vergleichen, dem ein großes Segel ohne einen stabilen Mast nichts nützt, der den Kräften des Windes standhalten kann.

Joseph Pilates betrachtet den unteren Bereich des menschlichen Rumpfs als den »Mast« unseres Körpers, der alle Bewegungen stabilisieren muss. Er bezeichnet dieses Zentrum als »Powerhouse« (engl. »Versorgungsgebäude, Maschinenraum«). Diesen Begriff sollten Sie sich merken, er taucht in den Übungsanweisungen immer wieder auf. Das Fundament dieses Gebäudes bilden die verschiedenen Schichten der Beckenbodenmuskulatur. Das Dach formt das Zwerchfell. Die Vorderwand besteht hauptsächlich aus der tiefen, quer verlaufenden Bauchmuskulatur. Die Rückwand des Hauses schließlich bilden die Rückenmuskeln.

Mit der Anweisung, den Bauchnabel nach oben und damit in Richtung Wirbelsäule zu ziehen, wird der Kraftgürtel unseres »Powerhouse« aktiviert.

Dieses Grundprinzip findet bei jeder Übung Anwendung, um den Trainingseffekt zu steigern und gleichzeitig die Wirbelsäule vor Fehlbelastungen zu schützen.

Bauch rein!

Durch Untersuchungen an Muskelpräparaten und durch klinische Versuche wurde der Sinn des Baucheinziehens wissenschaftlich durchleuchtet. Die korsettähnliche Bauchmuskulatur setzt direkt an den Segmenten der Lendenwirbelsäule an und gewinnt dadurch große Bedeutung für die Stabilität des Körperzentrums. Ihre Aktivität kontrolliert die neutrale Gelenkstellung und ist unabhängig von der Richtung der Körperbewegung. Wie Sie die Kraft Ihres »Powerhouse« optimieren können, lernen Sie im Kapitel »Körperschule« (→ Seite 35 ff.).

5 Atmung

Sauerstoff ist die Grundlage nahezu aller Stoffwechselprozesse. Er sorgt in den Körperzellen für die Verbrennung der Nährstoffe und die Gewinnung von Energie.
Die Atmung ist eng mit unserer körperlichen und geistigen Befindlichkeit verbunden.
Die Atemtiefe und auch die Atemfrequenz passen sich an unsere aktuelle Lebenssituation an, das heißt, nicht nur körperliche Belastung verändert die Atemaktivität, auch unsere Gefühlswelt nimmt Einfluss darauf.
Angst, Aufregung und Stress führen zur Erweiterung der Luftröhre und der Bronchien.
Die Folge: Die Atemhäufigkeit und die Tiefe der Atmung steigen.
Entspannung und Ruhe wirken hier entgegengesetzt:
Die Atmung beruhigt sich und sorgt für einen gleichmäßigen und langsamen Rhythmus.
Die Atmung spielt beim ganzheitlichen Übungskonzept von Joseph Pilates eine besondere Rolle und wird fließend in die Übungen integriert. Durch bewussten Einsatz der so genannten Flanken- oder Seitenatmung (→ Seite 40) wird die Stabilität des Rumpfes unterstützt, ohne dabei zu verkrampfen und den Blutfluss zu hemmen.
Ziel ist, in einer Ruhesituation etwa 15 Mal pro Minute zu atmen. Eine kontrollierte und gezielte Atmung unterstützt den präzisen Bewegungsablauf und baut eine Brücke zwischen Körper und Geist. Das Pilates-Programm versucht, diese Verbindung bewusst zu nutzen.

Entspannung als Voraussetzung

Ein Pilates-Trainingsprogramm beginnt immer mit einer Phase der Entspannung, um hemmenden Stress und seelischen Ballast abzuwerfen. Im Kapitel »Körperschule« (→ Seite 35 ff.) finden Sie entsprechende Anleitungen, wie Sie Ihr persönliches Trainingsprogramm am besten beginnen.

» Modernes Pilates-Training «

Dieses Kapitel zeigt Ihnen, warum Pilates-Übungen gut für Ihr körperliches und geistiges Wohlbefinden sind, wie Sie Ihr Training aufbauen können und wie oft Sie trainieren sollten.

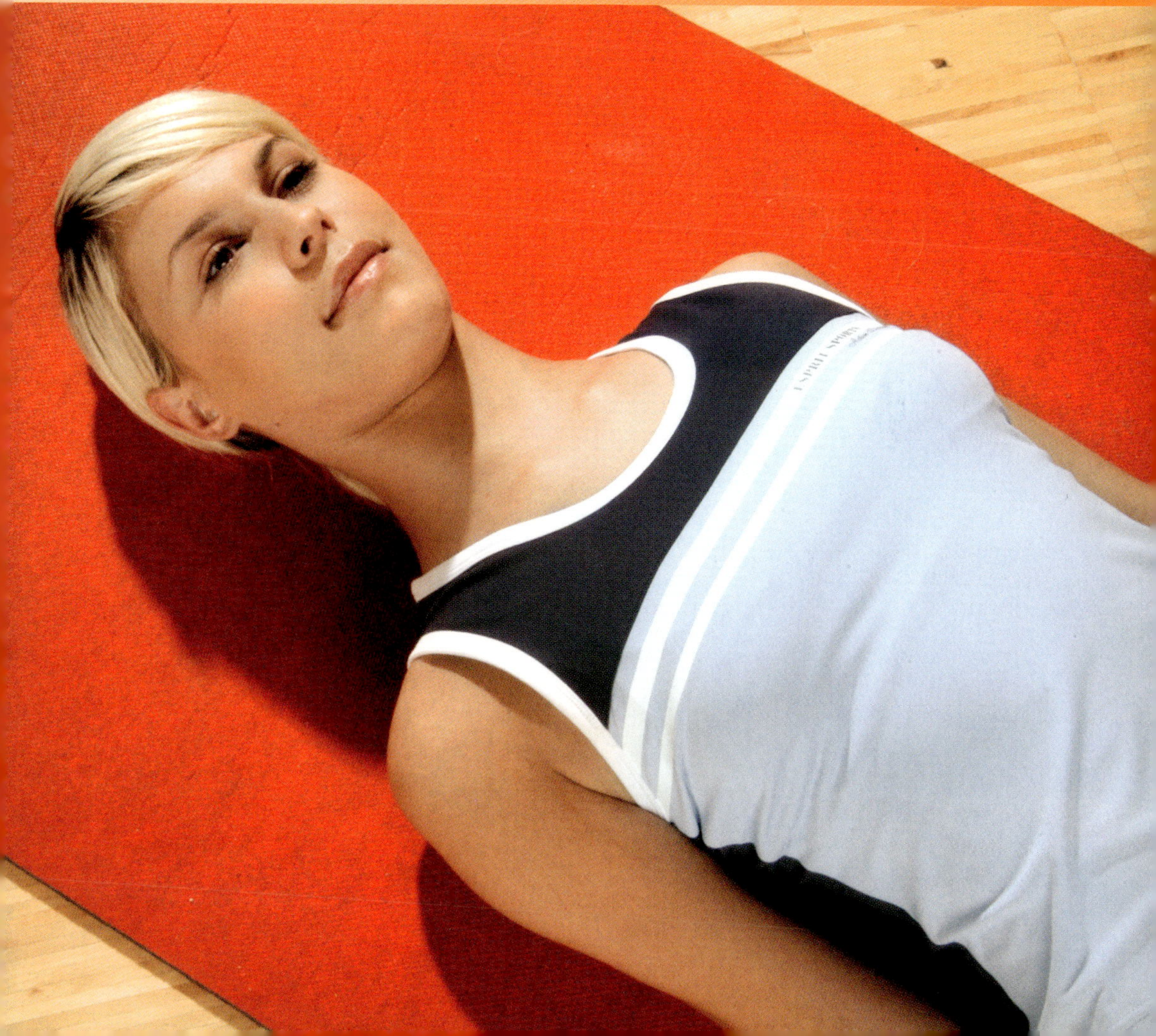

Pilates – eine Trainingsmethode

Aus heutiger Sicht

Wir haben Ihnen im letzten Kapitel die wichtigsten Prinzipien des Pilates-Trainings vorgestellt. Mit großer Wahrscheinlichkeit wurden die meisten dieser Prinzipien von Joseph Pilates selbst entwickelt.
Es lässt sich heute nicht mehr mit Sicherheit sagen, welche Teile erst später hinzukamen. Jedenfalls waren es immer Veränderungen auf der Grundlage neuester Erkenntnisse über die Funktionsweise unseres Körpers, die dazu beigetragen haben, die Pilates-Methode stets dem neuesten Stand der Wissenschaft anzugleichen.
Eine Methode ständig den neuesten Erkenntnissen anzupassen, ist aus medizinischer Sicht grundsätzlich sinnvoll und notwendig. Vergleicht man jedoch die unterschiedlichen Pilates-Trainingsprogramme auf dem Markt, findet man zum Teil Änderungen, die wohl eher von Marketingspezialisten entwickelt wurden und sicher nicht auf die Vorstellungen von Joseph Pilates zurückgehen.
Wir möchten Ihnen mit unseren Ausführungen auch das nötige Wissen an die Hand geben, damit Sie selbst beurteilen können, welches Programm für Sie sinnvoll ist.
Dazu haben wir versucht, folgende Fragen zu beantworten: Welche Prinzipien sind heute noch so aktuell wie zu Zeiten von Joseph Pilates? Welche Grundsätze haben sich als überholt oder gar als falsch herausgestellt?

Erfolgreiches Training

Beim Pilates-Training steht das ausgewogene Training der Rumpfmuskulatur und vor allem der Bauchmuskulatur im Mittelpunkt. Das, wofür Mediziner und Wissenschaftler Jahrzehnte der Forschung benötigten, war für Joseph Pilates selbstverständliches Wissen. Vielleicht ist das der Hauptgrund dafür, weshalb das Pilates-Training heute so erfolgreich ist.

Körperliches und geistiges Wohlbefinden

Dass körperliches Training zum körperlichen und geistigen Wohlbefinden beiträgt, wussten schon die alten Griechen.
Heute bestätigt uns die Wissenschaft die große Bedeutung regelmäßiger Bewegung. In der Praxis erschöpft sich dieses Wissen bei vielen Menschen aber in dem Versuch, ab und zu den Körper sportlich zu fordern.
Joseph Pilates erkannte bereits zu seiner Zeit das, was vielen Gesundheitsspezialisten selbst heute noch

unbekannt ist: Nur ein methodisches und regelmäßiges Training garantiert den Erfolg!
Der große Verdienst von Joseph Pilates war es, eine Methode zu entwickeln, mit deren Hilfe Sie zu mehr körperlichem und geistigen Wohlbefinden gelangen können. Er hat ein System aus Übungen entwickelt, die aufeinander aufbauen, in ihrem Schwierigkeitsgrad zunehmen und Ihnen zeigen, welche Muskeln Sie ganz persönlich trainieren müssen, um ein körperliches Gleichgewicht zu erreichen.
Pilates beschreibt dabei ganz genau, wie die einzelnen Übungen auszuführen sind und welches Ziel jede einzelne Übung verfolgt.

Der Rumpf im Mittelpunkt

Nie war das Thema Wirbelsäule so aktuell wie heute.
Achtzig Prozent der Bevölkerung der westlichen Industrienationen sind in ihrem Leben irgendwann von Rückenschmerzen betroffen. Die Kosten für die Behandlung sind kaum zu beziffern.
Es ist vor allem der schlechte Trainingszustand der Rumpfmuskulatur, der vielen Menschen Probleme bereitet. Was Joseph Pilates schon vor achtzig Jahren wusste, gilt heute noch unverändert: Sehr oft ist eine zu schwache Bauchmuskulatur verantwortlich für Rückenbeschwerden! Ihr wird deshalb viel Aufmerksamkeit gewidmet.

Sanfte Übungen?

An dieser Stelle seien ein paar kritische Anmerkungen erlaubt: Vielfach wird behauptet, das Pilates-Training sei eine besonders sanfte Trainingsmethode. Ob diese Behauptung von Joseph Pilates selbst stammt oder später von cleveren Werbestrategen in die Welt gesetzt wurde, lässt sich heute nicht mehr sagen. Aus unserer Sicht sollten die Anleitungen für Pilates-Training sehr genau betrachtet werden. Denn neben vielen sehr guten und empfehlenswerten Übungen gibt es auch solche, die weder hinsichtlich des Schwierigkeitsgrades noch bezüglich der Belastung für die Wirbelsäule als sanft bezeichnet werden können. Auch in klassischen Pilates-Lehrbüchern gibt es einige Übungen, die Anfänger völlig überfordern und die viel zu anspruchsvoll sind. Betrachtet man die Geschichte des Pilates-Trainings, ist dies eigentlich nicht verwunderlich. Joseph Pilates trainierte viel mit Tänzern, für die diese Übungen auf Grund ihrer körperlichen Konstitution einfach waren. Er konnte nicht ahnen, dass sich innerhalb weniger Jahrzehnte die Leistungsfähigkeit der Durchschnittsbevölkerung dramatisch verschlechtern würde.
Die einzelnen Übungen in diesem Buch sind dieser veränderten Situation angepasst worden.

Wie Sie richtig trainieren

Eine zeitgemäße Trainingsform

Sie kennen nun die wichtigsten Grundprinzipien, die Joseph Pilates entwickelt hat, und wissen, wie das Pilates-Training aus heutiger Sicht zu bewerten ist.
Das moderne Pilates-Training vereint die traditionellen Pilates-Prinzipien mit den neuesten Erkenntnissen.
Sie sollten die Vorteile aus beiden Bereichen nutzen.
Im Folgenden erfahren Sie, wie Sie am besten in Ihr modernes Pilates-Training einsteigen.

Richtige Übungsausführung

Joseph Pilates legte bei seinem Übungsprogramm sehr viel Wert auf eine kontrollierte Bewegungsausführung. Die Wichtigkeit dieser Forderung kann aus heutiger Sicht nur unterstrichen werden.
Zwar ist es erfreulich, dass immer mehr Menschen sportlich aktiv werden und zum Beispiel ein Fitnessstudio besuchen.
Wie dort trainiert wird, ist in manchen Fällen jedoch eher gesundheitsschädlich. Möglichst viel Ge-

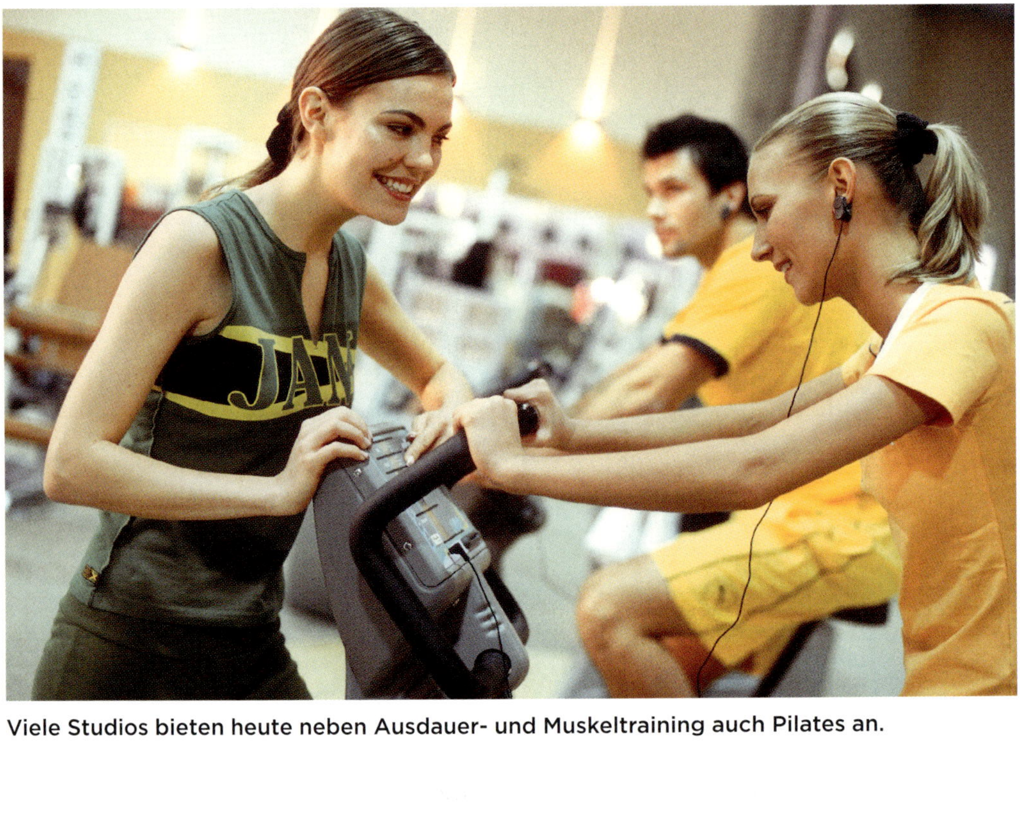

Viele Studios bieten heute neben Ausdauer- und Muskeltraining auch Pilates an.

wicht wird mit vielen Wiederholungen bewegt, es wird jedoch kein Gedanke an eine saubere Bewegungsausführung verschwendet.
Dabei bestätigt die moderne Sportwissenschaft den Ansatz von Pilates: In den ersten Trainingseinheiten muss vor allem die richtige Bewegungsausführung erlernt werden. Trainingsaspekte wie Gewicht, Wiederholungsanzahl oder Pausenlänge spielen zunächst keine Rolle.

Ideale Ergänzung

Fast jede Sportart birgt die Gefahr von Fehlbelastungen. Sei es beim Skifahren, Tennis oder Laufen – die meisten Freizeitsportler werden irgendwann von Beschwerden geplagt. Pilates ist die ideale Ergänzung für fast alle Sportarten, weil die Übungen unseren gesamten Bewegungsapparat im Gleichgewicht halten oder ins Gleichgewicht bringen können.

Auf die Übung konzentrieren

Konzentration ist eine Grundvoraussetzung für den Trainingserfolg. Trotzdem wird sie häufig vernachlässigt.
In der Trainingspraxis sehen wir häufig Menschen, die während des Trainings ein Buch lesen. Sträflicher kann man das Prinzip der Konzentration nicht verletzen.
Sportwissenschaftliche Untersuchungen zeigen, dass die Ablenkung den Trainingseffekt mindert. Vor allem Anfänger versuchen, sich während des Trainings mit etwas anderem zu beschäftigen.
Könner sind mit ihren Gedanken ganz bei der Bewegung. Dabei ist es egal, um welchen Sport es sich handelt.
Also: Wenn Sie Ihre Übungen ernst nehmen, verzichten Sie auf Ablenkungen durch Bücher, Zeitschriften, Musik oder Fernsehen!

Gleichmäßig atmen

Die Kontrolle der Atmung wird ebenfalls häufig vernachlässigt. Es ist sehr wichtig, dass Sie während der Ausführung Ihrer Übungen ruhig und gleichmäßig weiteratmen.
Wenn Sie bei einer Kräftigungsübung den Atem anhalten, steigt Ihr Blutdruck stark an: Je anstrengender die Übung ist, desto höher wird der Blutdruck.
Dem Gesunden macht das nichts aus. Wer jedoch Probleme mit dem Herz-Kreislauf-System hat, für den wird es gefährlich.
Achten Sie daher bei jeder Übung darauf, nicht den Atem anzuhalten (Pressatmung).
Können Sie das nicht, ist die Übung für Sie zu schwierig.
Wählen Sie also den Schwierigkeitsgrad einer Übung immer so, dass Sie niemals in die Gefahr der Pressatmung kommen.

Ohne Schwung

Es gibt beim Pilates-Training praktisch keine Übungen, die mit Schwung durchgeführt werden. Schwunghafte Bewegungen bedeuten, dass die Muskulatur wenig, der passive Bewegungsapparat (Sehnen, Bänder, Knochen, Knorpel) hoch belastet wird.
Eine gute Übung zeichnet sich aber dadurch aus, dass die Muskulatur hoch und der passive Bewegungsapparat wenig belastet wird.
Daher gilt: Absolvieren Sie jede Bewegung langsam und kontrolliert. Schwunghafte Bewegungen sollten Sie vermeiden.
Werden die Übungen mit Schwung ausgeführt, gilt dasselbe wie für die Atmung: Meist ist der Schwung ein Ausdruck dafür, dass die Übung für Sie (noch) zu schwierig ist.

Zu Beginn gedrosselte Intensität

Gerade für Anfänger ist es wichtig, zunächst die korrekte Bewegungsausführung zu erlernen. Dies ist aber nur dann möglich, wenn die Übung nicht zu intensiv ist.
Bei den ab Seite 49 vorgestellten Übungen haben wir deswegen die traditionellen Pilates-Übungen für Anfänger einfacher gemacht! Nur so ist gewährleistet, dass Sie sich nicht überfordern. Wir empfehlen Ihnen, nach der grundlegenden Körperschule (→ Seite 35 ff.) mit den Anfängerübungen zu beginnen.
Wenn Sie die Bewegungsausführung exakt beherrschen, können Sie – je nach Leistungsfähigkeit – relativ schnell zu den Übungen für Fortgeschrittene ab Seite 71 übergehen.

Wie viele Wiederholungen?

Joseph Pilates legte keinen Wert auf viele Wiederholungen. Stattdessen stellte er die saubere, kontrollierte Bewegungsausführung in den Vordergrund.
Heute wissen wir allerdings, dass unser Gehirn etwa 2000 Wiederholungen braucht, um eine neue Bewegung zu lernen. Daher gibt es keinen Widerspruch zwischen einer hohen Wiederholungszahl bei einer Übung und der korrekten Bewegungsausführung.
Eine leichte Übung können Sie öfter wiederholen als eine schwierige. Gerade für Anfänger ist dieser Punkt entscheidend.
Bei unseren Übungsprogrammen haben wir die Anzahl der Wiederholungen vorgegeben. Es ist aber nicht schlimm, wenn Sie zu Beginn nicht alle schaffen.

Die richtige Reihenfolge

Pilates reihte seine Übungen in einer Art Choreographie aneinander. Viele Übungen gehen fast nahtlos ineinander über. Dieses Prinzip wird auch beim modernen Pilates-Training beibehalten.

Entscheidend dabei ist allerdings, dass Sie die einzelnen Übungen nicht zufällig hintereinander absolvieren, sondern in der in den folgenden Übungsprogrammen vorgegebenen Reihenfolge. Nur dann haben die Übungen auch den gewünschten Trainingseffekt.

So garantiert zum Beispiel das Prinzip des Wechsels zwischen Belastung und Erholung den Trainingseffekt. Der Übergang zwischen den einzelnen Übungen kann nahtlos, ohne Pause, erfolgen.

Ist Ihnen eine Übung in einem Programm noch zu schwer, absolvieren Sie das Programm zunächst nur bis zu dieser Übung. Lassen Sie sie nicht einfach weg und machen mit der nächsten Übung weiter – das würde den Aufbau des Programms stören.

Nehmen Sie immer erst die nächste Übung zu Ihrem Programm dazu, wenn Sie die vorhergehende wirklich problemlos beherrschen.

Kommen Sie gar nicht weiter, arbeiten Sie an Ihrer Beweglichkeit (Dehnprogramm) und an den Grundtechniken der Körperschule, dann klappt es bestimmt bald!

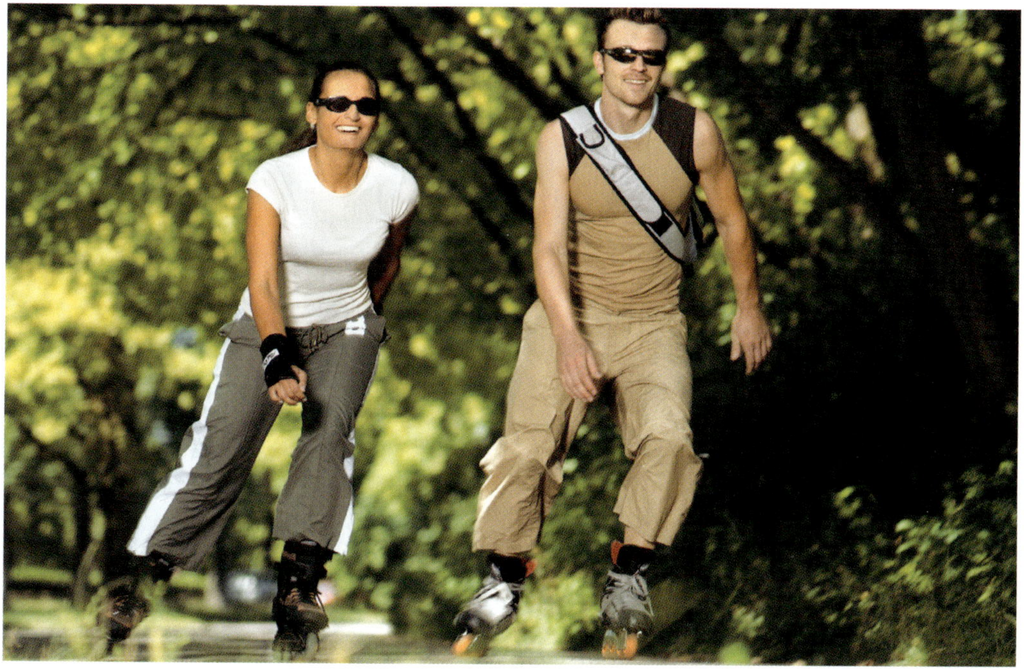

Pilates: die optimale Ergänzung zu jedem Ausdauersport im Studio und im Freien.

Wichtige Tipps für Ihr Training

Vor dem Training

- Sollten Sie irgendwelche Beschwerden körperlicher Art haben (Rückenschmerzen, Gelenkprobleme, Herz-Kreislauf-Störungen usw.), sprechen Sie vor Trainingsbeginn unbedingt mit Ihrem Arzt oder Krankengymnasten.
- Trainieren Sie in bequemer, nicht einengender Kleidung. Schuhe sind nicht unbedingt notwendig. Manche Übungen fallen Ihnen vielleicht mit Schuhen leichter.
- Eine rutschfeste Gymnastikmatte erleichtert die Ausführung der Übungen. Sie können aber auch eine Decke unterlegen.
- Legen Sie ein kleines festes Kissen oder ein zusammengefaltetes Handtuch zum Unterlegen für den Kopf bereit.
- Ihr Trainingsraum sollte gut belüftet, aber nicht zu kalt sein.
- Machen Sie Ihre Übungen an einem ruhigen Ort, wo Sie möglichst wenig in Ihrer Konzentration gestört werden. (Häufig eignet sich das Schlafzimmer besonders gut.)

Die Übungsphase

- Wärmen Sie sich fünf Minuten auf (Laufen auf der Stelle, Seilspringen, Tanzen o. ä.).
- Beginnen Sie Ihr Training mit einer Phase der Konzentration und Entspannung (→ Seite 35 ff./Körperschule). Richten Sie Ihre ganze Aufmerksamkeit auf das folgende Übungsprogramm. Keine Musik im Übungsraum!
- Achten Sie auf eine exakte Übungsausführung. Gleichmäßige und langsame Bewegungen erhöhen den Trainingseffekt und schonen die Gelenke.
- Halten Sie während der Übungen ständig die Muskelspannung in Ihrem »Powerhouse« aufrecht. Nur so erzielen Sie den gewünschten Effekt.
- Atmen Sie beim Üben ruhig und gleichmäßig (Seitenatmung, → Seite 40). Pressatmung oder auch Luftanhalten hemmt die Blutzirkulation und ist ein deutliches Zeichen für körperliche Überforderung.
- Vermeiden Sie Überlastungen! Die Übungen dürfen nur schmerzfrei durchgeführt werden. Beenden Sie sofort das Training bei Symptomen wie Krämpfen, Schwindelgefühl oder Übelkeit.

Nach dem Training

- Vermeiden Sie ein abruptes Ende Ihres Pilates-Programms, und gönnen Sie sich einige Minuten der Entspannung und Erholung.
- Machen Sie zuerst ein paar Dehnübungen aus unserem Dehnprogramm (→ Seite 28 ff.). Das entspannt die Muskulatur und beugt einem Muskelkater vor.
- Danach können Sie zum Beispiel eine CD mit entspannender Musik einlegen. Bleiben Sie einfach noch ein paar Minuten auf Ihrer Matte liegen, und atmen Sie tief ein und aus.

So oft sollten Sie trainieren

Joseph Pilates empfahl, lieber nur kurz, aber dafür häufig und vor allem regelmäßig zu üben.
Aus heutiger Sicht können wir diese Aussage nur unterstützen. Vor allem am Anfang ist es wichtig, die Übungen ständig zu wiederholen, damit das Gehirn die neuen Bewegungen schnell lernt.
Mit diesem Wissen sollten Sie vor allem als Anfänger jeden Tag Ihr Pilates-Programm absolvieren. Die Pausen sollten nicht mehr als einen Tag betragen.
Wenn Sie später einmal sehr geübt sind und das Übungsprogramm intensiver wird, können Sie auch ungefähr zwei Tage Pause machen. Länger sollte der Ruhezeitraum aber auf keinen Fall sein.

Ihr persönlicher Trainingplan

	Anzahl Einheiten	Trainingsdauer
Anfänger	4–7 Mal pro Woche	10–15 Minuten
Fortgeschrittene	4–6 Mal pro Woche	15–25 Minuten
Könner	3–5 Mal pro Woche	20–40 Minuten

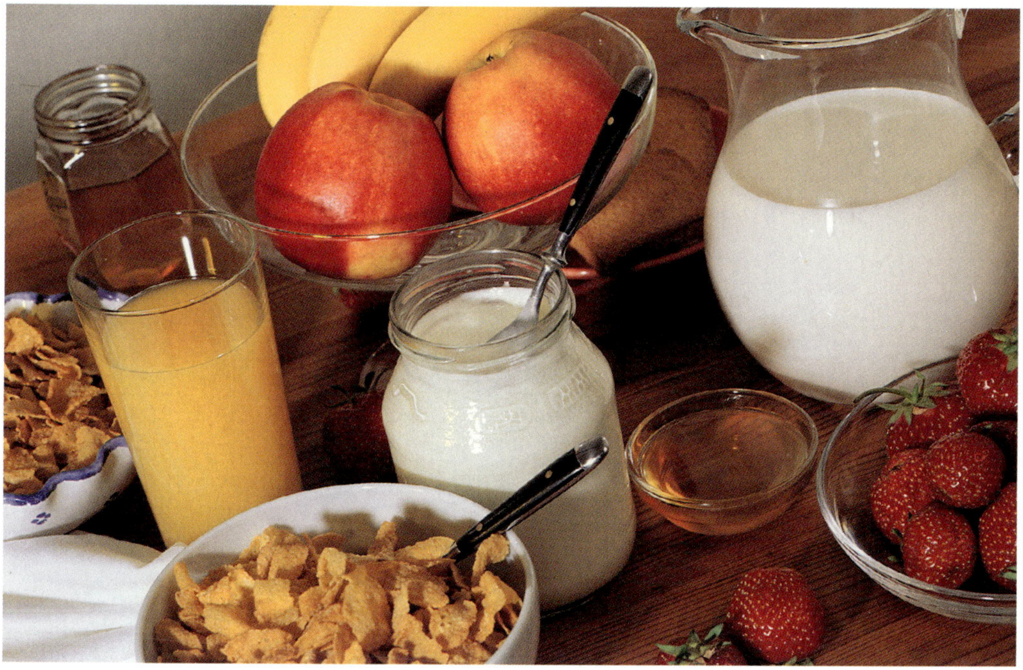

Achten Sie auf eine ausgewogene und gesunde Ernährung, um Ihr Training zu unterstützen.

Pilates im Überblick

Folgende Übersicht soll Ihnen die Gemeinsamkeiten und die Unterschiede zwischen der klassischen Pilates-Methode und den neuesten sportwissenschaftlichen Erkenntnissen zeigen.
Unser modernes Pilates-Training beruht auf diesen beiden Säulen:

	Klassisches Pilates-Training	Neueste sportwissenschaftliche Erkenntnisse
Systematik der Trainingsmethode	Erste wichtige Grundprinzipien	Weiterentwickelte Prinzipien, die maximalen Erfolg bei minimalem Aufwand garantieren
Bedeutung der Rumpfmuskulatur	Pilates erkannte als einer der ersten die Bedeutung der Rumpfmuskulatur bei Rückenproblemen	Das Training der Rumpfmuskulatur kann aus heutiger Sicht nicht hoch genug eingeschätzt werden
Funktionalität der Übungen	Im Regelfall schonende, aber auch einige wenige belastende Übungen	Sehr schonende Übungen, vor allem durch den Einsatz moderner Trainingsgeräte
Übungsausführung		
Atmung	Von Pilates zu Recht höher eingeschätzt als in der Sportwissenschaft	Lediglich die Vermeidung der Pressatmung wird hervorgehoben
Konzentration	Von Pilates zu Recht höher eingeschätzt als in der Sportwissenschaft	Hat in der Sportwissenschaft keine Bedeutung
Kontrolle und Bewegungstempo	Von Pilates zu Recht höher eingeschätzt als in der Sportwissenschaft	Hier ist die Forschung noch ganz am Anfang

»Das Dehnprogramm«

Testen Sie mit den Übungen aus diesem Kapitel Ihre Beweglichkeit – das geht ganz einfach und schnell! Mit den wirkungsvollen Übungen unseres Dehnprogramms kommen Sie spielend in Form.

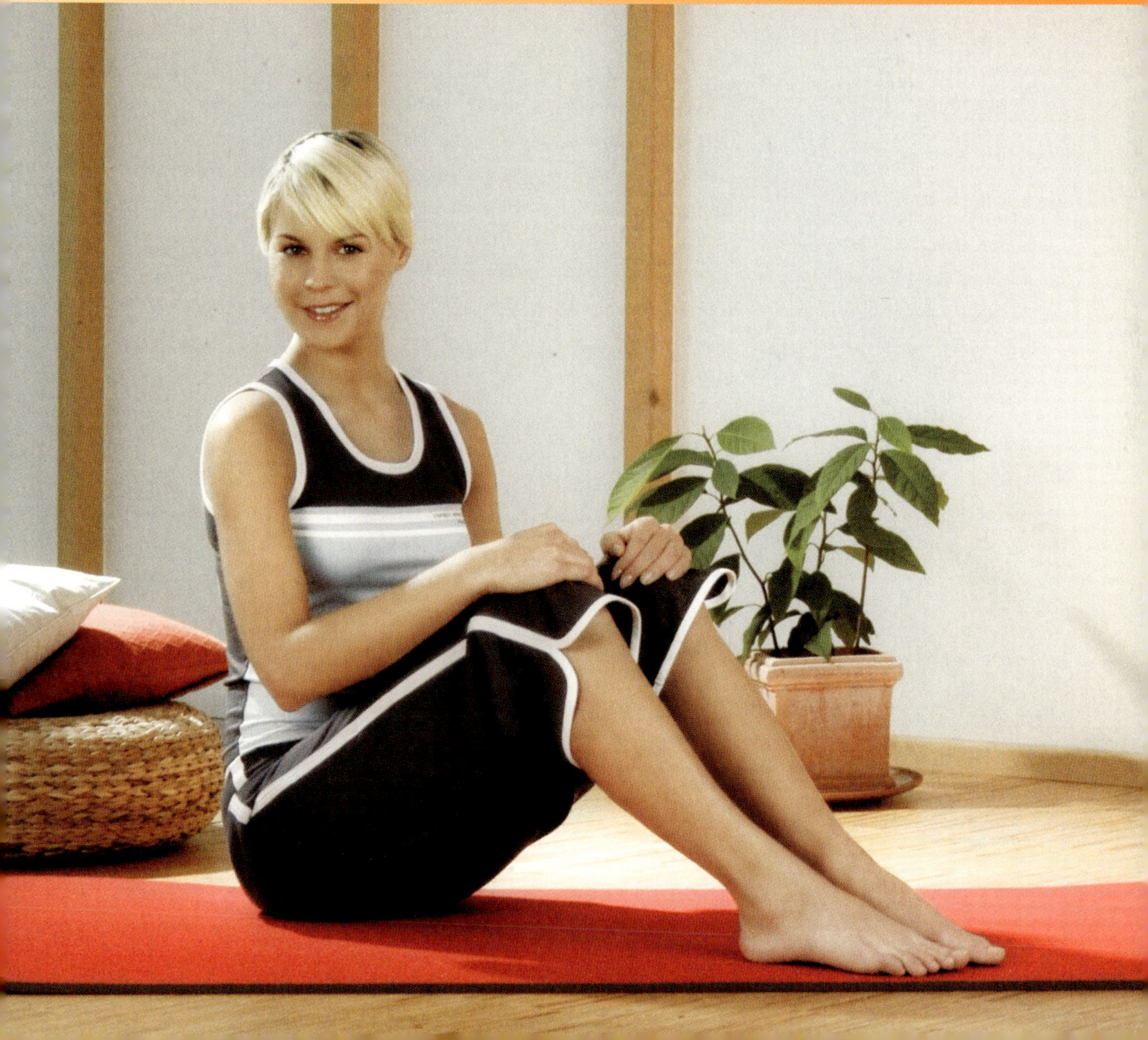

Trainingsziel Beweglichkeit

Ganzheitliche Methode

Pilates ist eine ganzheitliche Methode, die neben der Kraft und der Koordination auch die Beweglichkeit schult. Je weiter Sie in Ihrem Trainingsprogramm voranschreiten, umso schwieriger werden die Übungen, auch was die Beweglichkeit betrifft. Das ursprüngliche Pilates-Konzept beinhaltete Übungen mit extremen Ausgangsstellungen, die weit über das durchschnittliche Maß der Beweglichkeit hinausgehen. Die von Joseph Pilates trainierten Tänzer wurden diesen Anforderungen problemlos gerecht.

Ebenso wie unsere Körperwahrnehmung muss also auch die Flexibilität trainiert werden. Unsere Muskulatur passt sich an die Arbeitserfordernisse unseres Alltags an. Wer vorwiegend einseitige Tätigkeiten im Sitzen oder auch Stehen ausübt, wird dadurch zwangsläufig an Beweglichkeit einbüßen.

Diese ganzheitliche Förderung der körperlichen Fähigkeiten macht das Pilates-Training so attraktiv: Mit einem Übungskonzept können Sie mehrere Fliegen mit einer Klappe schlagen.

Und das Training selbst ist dadurch abwechslungsreich und nimmt, wie Sie bereits erfahren haben, nicht zu viel von Ihrer kostbaren Zeit in Anspruch (→ Seite 21).

Testen Sie Ihre Beweglichkeit

Bevor Sie überhaupt mit dem Training beginnen, sollten Sie zunächst einmal feststellen, wie beweglich Sie sind.

Vom Ergebnis dieses Tests hängt ab, wie viel Aufmerksamkeit Sie dem Dehnprogramm schenken müssen, das wir Ihnen als Grundlagentraining ab Seite 28 anbieten.

Wenn Sie deutliche Defizite in Ihrer Beweglichkeit haben, sollten Sie nach jeder Pilates-Trainingseinheit das komplette Dehnprogramm absolvieren. Denn durch ein regelmäßig und kontinuierlich durchgeführtes Dehntraining erhöhen und verbessern Sie die Dehnfähigkeit Ihrer Muskulatur, und Sie gewinnen so neue Flexibilität.

Um zu überprüfen, wie es um Ihre Beweglichkeit bestellt ist, führen Sie – am besten unter Beobachtung eines Partners – die folgenden drei Testübungen durch. Getestet wird die Mobilität der wichtigsten Gelenksbereiche, bei denen viele Menschen unter Einschränkungen leiden.

Beweglichkeit ist wichtig

Beweglichkeit ist ein untrügliches Zeichen dafür, wie gut unser Bewegungsapparat noch funktioniert und ob die einzelnen Teile richtig zusammenarbeiten können.

Testübung 1: Beinbeugemuskulatur

Übungsausführung

Legen Sie sich mit gestreckten Beinen flach auf den Rücken, die Arme bleiben locker an der Seite liegen. Heben Sie dann ein Bein so weit wie möglich in die Senkrechte (siehe Foto). Das andere Bein bleibt dabei gestreckt am Boden liegen. (Eventuell brauchen Sie dafür einen Partner, der Ihnen hilft.)
Drücken Sie dabei Ihre Wirbelsäule gegen den Boden. Kein Hohlkreuz machen!

Auswertung

– – Das gestreckte Bein kommt nur bis zu einem Punkt deutlich unterhalb der Senkrechten: Ihre Beinbeugemuskulatur ist schlecht dehnfähig.
+ – Die Beugung erreicht fast die senkrechte Position (in einem Winkel von etwa 80 Grad): Ihre Beinbeugemuskulatur ist normal dehnfähig.
+ + Sie erreichen mindestens einen rechten Winkel: Ihre Beinbeugemuskulatur ist überdurchschnittlich dehnfähig.

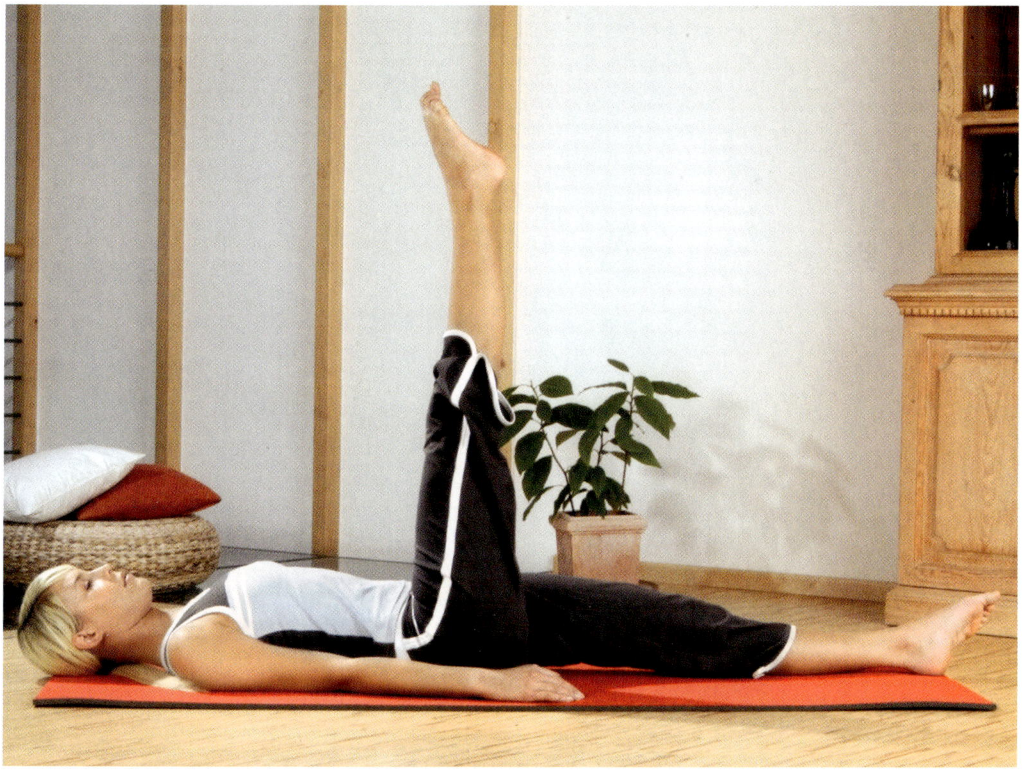

Testübung 2: Hüftbeugemuskulatur

Übungsausführung

Legen Sie sich mit dem Rücken auf eine Bank oder einen stabilen Tisch. Das Gesäß schließt mit dem Tischende ab. Legen Sie beide Hände um ein Knie, und ziehen Sie das gebeugte Bein zum Rumpf (→ Foto). Lassen Sie das andere Bein locker und entspannt vom Tisch hängen. Die Lendenwirbelsäule dabei bitte fest auf den Tisch drücken, sie darf den Kontakt zur Unterlage nicht verlieren! Zur Auswertung ist ein Partner (oder ein großer Spiegel) hilfreich.

Auswertung

– – Ihr Oberschenkel zeigt aufwärts, das Knie befindet sich über der Hüfte: Ihre Hüftbeugemuskulatur ist schlecht dehnfähig. Dehnübung 3 ist für Sie besonders wichtig.

\+ – Ihr Oberschenkel ist gerade und bildet eine Linie mit der Hüfte: Ihre Hüftbeugemuskulatur ist normal dehnfähig.

\+ + Ihr Oberschenkel zeigt abwärts, das Knie befindet sich unterhalb der Hüfte: Ihre Hüftbeugemuskulatur ist überdurchschnittlich dehnfähig.

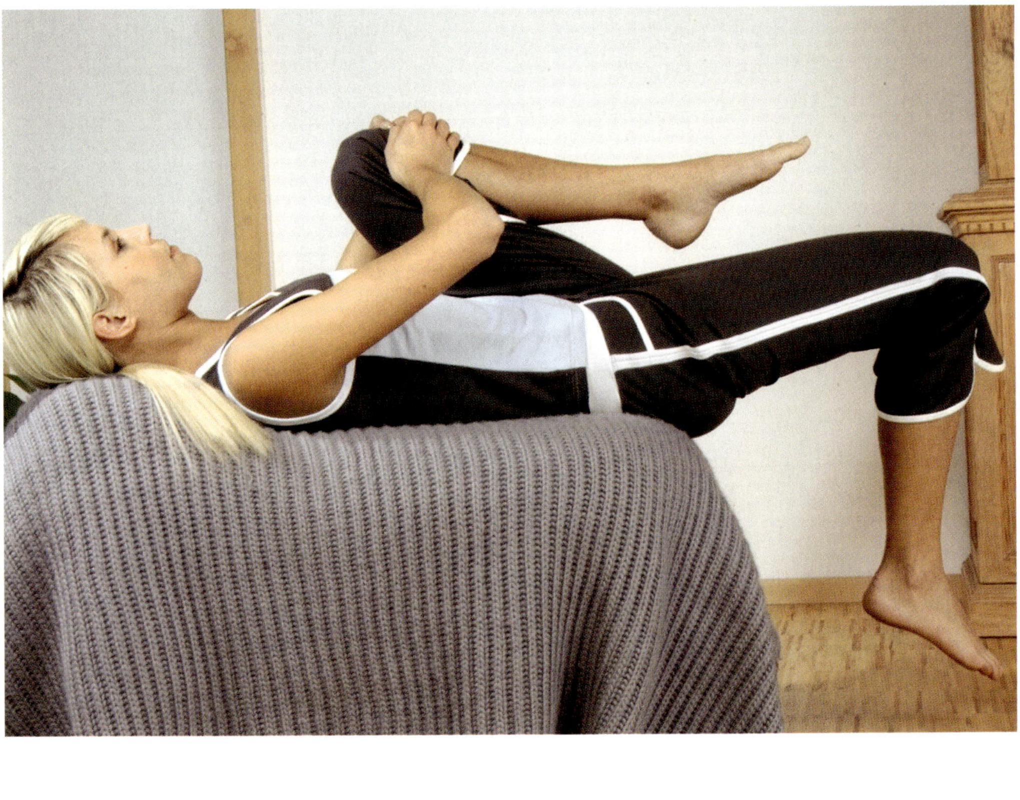

Lebensqualität erhöhen

Sind Sie unzufrieden mit den einseitigen Belastungen durch Ihre Lieblingssportart? Haben Sie häufig Rückenschmerzen, und fühlen Sie sich verspannt? Leiden Sie unter Nervosität und Stress? Möchten Sie nicht immer erst ins Studio fahren, um etwas für sich und Ihre Beweglichkeit zu tun? Dann lassen Sie sich von Pilates begeistern, und arbeiten Sie an Ihrer ganz persönlichen Lebensqualität!

Testübung 3: Brustmuskulatur

Übungsausführung

Stellen Sie sich mit dem Rücken zu einer Wand oder einer glatten Tür. Der gesamte Rücken und das Gesäß haben Kontakt zur Oberfläche. Ihre Füße stehen hüftbreit auseinander mit einem Abstand zur Wand von eineinhalb Fußlängen. Die Zehen zeigen nach vorn.
Heben Sie nun beide gestreckten Arme über den Kopf zur Wand, ohne die beschriebene Ausgangsposition zu verändern. Die Handflächen zeigen dabei nach vorn.

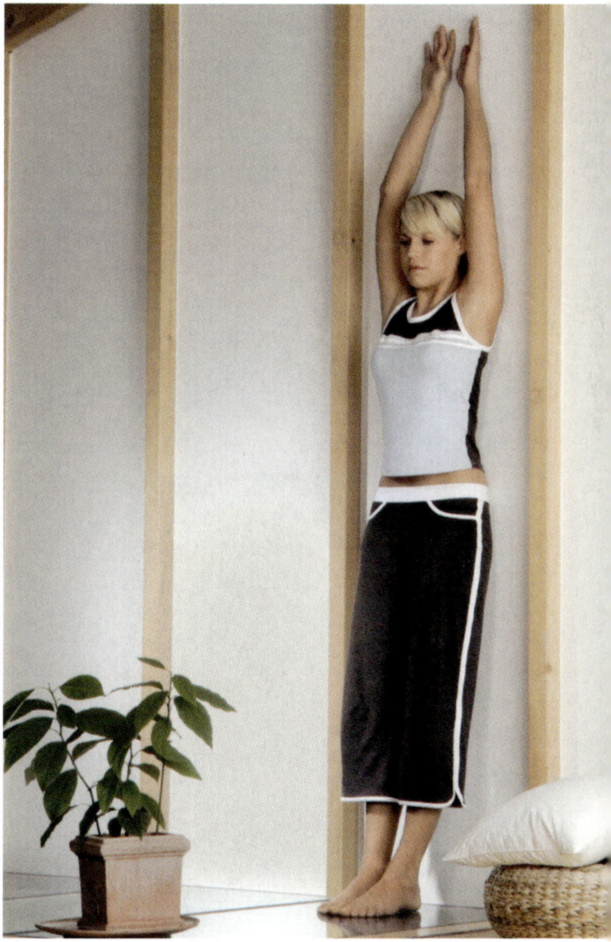

Auswertung

– – Sie kommen mit den Armen nicht bis zur Wand, ohne den Rücken von der Oberfläche zu lösen: Ihre Brustmuskulatur ist schlecht dehnfähig.

+ + Sie erreichen mit ihren gestreckten Armen ohne größere Probleme die Wand: Ihre Brustmuskulatur ist normal beziehungsweise gut dehnfähig.

Die Dehnübungen

Die Dehnfähigkeit verbessern

Das folgende Übungsprogramm ist ein Grundlagentraining zur Verbesserung der Dehnfähigkeit Ihrer Muskulatur. Sie können dieses Dehnprogramm als Ausklang nach einem Pilates-Training durchführen, also im Sinne einer aktiven Entspannung. Es eignet sich aber auch als eigenständige Trainingseinheit.

Regelmäßig dehnen

Regelmäßigkeit und Kontinuität sind die Grundlagen jeglichen Trainings. Dies gilt auch für das Dehnen. Wer seine Dehnfähigkeit verbessern will, sollte mindestens zwei bis vier Mal pro Woche üben.

Ebenso wie beim Krafttraining gibt es auch für das Dehnen unterschiedliche Trainingsmethoden. Wir empfehlen Ihnen für das folgende Programm das so genannte »statisch haltende Dehnen«. Diese Methode ist effektiv und einfach zu erlernen. Anfänger erzielen schnell Erfolge.

Nützliche Kleinigkeiten

Eine Uhr mit Sekundenzeiger zur Kontrolle der Übungsdauer ist sinnvoll, ebenso eine Trinkflasche für großen Durst. Sollten Sie leicht kalte Füße bekommen, sind Gymnastikschuhe ein guter Tipp.

So dehnen Sie richtig

Für ein erfolgreiches Dehnprogramm gibt es ein paar einfache Regeln:

- **Für das Dehnen sollte Ihre Muskulatur erwärmt sein. Nach einer Pilates-Trainingseinheit oder dem Ausdauertraining ist das bereits der Fall.**
- **Wenn Sie nur das Dehnprogramm absolvieren, sollten Sie sich etwa fünf Minuten aufwärmen. Das können Sie durch Laufen auf der Stelle oder Seilspringen. Auch ein Tänzchen zu flotter Musik erfüllt den Zweck.**
- **Gehen Sie bei jeder Übung langsam in die beschriebene Dehnposition, bis Sie ein Ziehen in der Zielmuskulatur spüren. Halten Sie diese Position für mindestens 40 Sekunden.**
- **Erspüren Sie die Dehnfähigkeit der Muskulatur. Dehnen Sie langsam und »sanft«. Der Muskel muss sich beim Dehnen entspannen. Bei zu hoher und zu schnell einwirkender Kraft geht die Wirkung der Übung verloren.**
- **Gehen Sie nach der Übung komplett aus der Dehnposition heraus, und machen Sie eine kurze Pause.**
- **Wiederholen Sie die Dehnung insgesamt drei Mal für jede Seite des Körpers. (Dehnübung 4 und Dehnübung 8 werden insgesamt nur dreimal ausgeführt.)**
- **Brechen Sie eine Übung sofort ab, wenn Sie einen richtigen Schmerz verspüren. Gehen Sie zum Arzt!**

Dehnübung 1: Oberschenkelrückseite

Wiederholungen	3 pro Körperseite
Dauer der Dehnung	> 40 Sekunden

Übungsausführung Gehen Sie in den Kniestand. Stellen Sie ein Bein nach vorn in den Ausfallschritt, das Kniegelenk ist leicht gebeugt, die Zehenspitzen zeigen nach vorn.
Verschränken Sie nun die Hände hinter dem Rücken, und beugen Sie Ihren Oberkörper nach vorn.
Achten Sie darauf, Ihren Rücken gerade zu halten. Das Kinn etwas zur Brust ziehen. Kopf und Wirbelsäule bilden eine Linie. Sie sollten die Dehnung an der Oberschenkelrückseite spüren. Dehnen Sie anschließend durch die andere Seite.

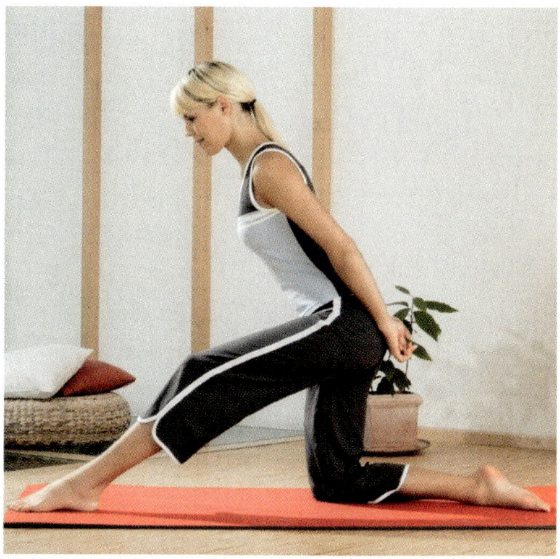

Dehnübung 2: Oberschenkelvorderseite

Wiederholungen	3 pro Körperseite
Dauer der Dehnung	> 40 Sekunden

Übungsausführung Legen Sie sich in Seitenlage auf den Boden. Umfassen Sie mit dem unteren Arm das untere Knie, und ziehen Sie es in Richtung Brust.
Das obere Bein beugen Sie nun im Kniegelenk nach hinten, so dass Wirbelsäule, Hüfte und Knie eine Linie bilden.
Greifen Sie mit der freien Hand den Fuß, und ziehen Sie ihn in Richtung Po. Sie sollten die Dehnung an der Oberschenkelvorderseite spüren.
Dehnen Sie anschließend auch die andere Seite.

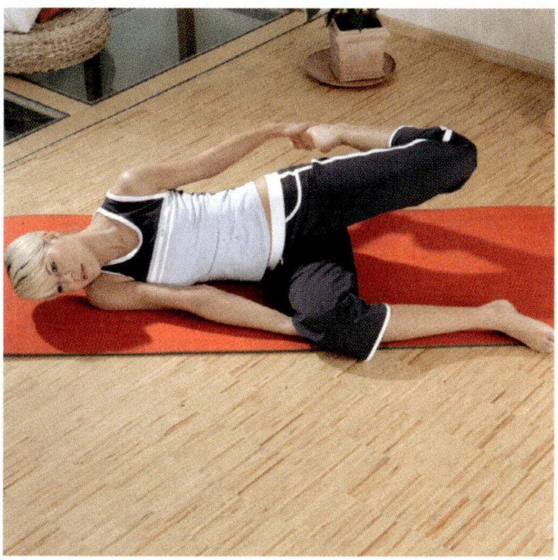

Dehnübung 3: Hüftbeugemuskulatur

Wiederholungen	3 pro Körperseite
Dauer der Dehnung	> 40 Sekunden

Übungsausführung Gehen Sie in den Kniestand. Setzen Sie ein Bein mit gebeugtem Knie nach vorn. Ober- und Unterschenkel sollten etwa im rechten Winkel sein. Schieben Sie nun ihr hinteres Knie so weit wie möglich nach hinten, ohne dass Sie das Gleichgewicht verlieren.
Der Oberkörper bleibt aufrecht, der Rücken gerade. Ihr Kinn weist etwas zur Brust. Legen Sie die Hände locker auf das vordere Bein. Drücken Sie mit der Hüfte schräg nach unten, so dass Sie eine Dehnung im vorderen Hüftbereich spüren. Dehnen Sie anschließend auch die andere Seite.

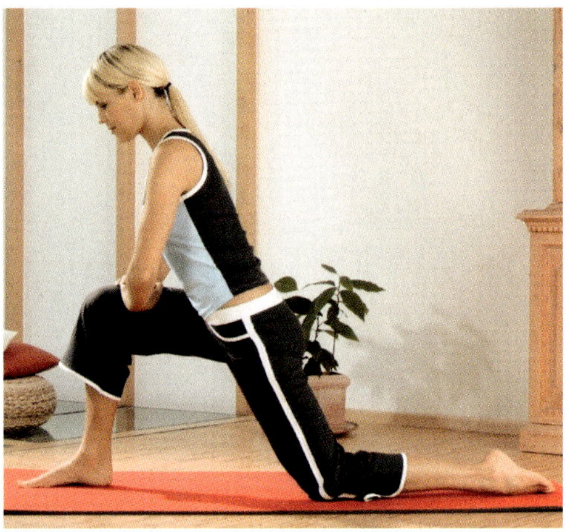

Dehnübung 4: Innerer Oberschenkelmuskel

Wiederholungen	3 pro Körperseite
Dauer der Dehnung	> 40 Sekunden

Übungsausführung Setzen Sie sich mit dem Rücken gegen eine Wand oder eine glatte Tür.
Der Rücken und vor allem die Lendenwirbelsäule haben festen Kontakt mit der Oberfläche.
Winkeln Sie beide Beine an, greifen Sie zwischen den Knien hindurch, und ziehen Sie beide Füße zu sich heran.
Lassen Sie die Knie locker nach außen fallen, und legen Sie beide Fußsohlen aneinander.
Legen Sie nun die Hände auf die Knie, und drücken Sie sie langsam gegen den Boden.

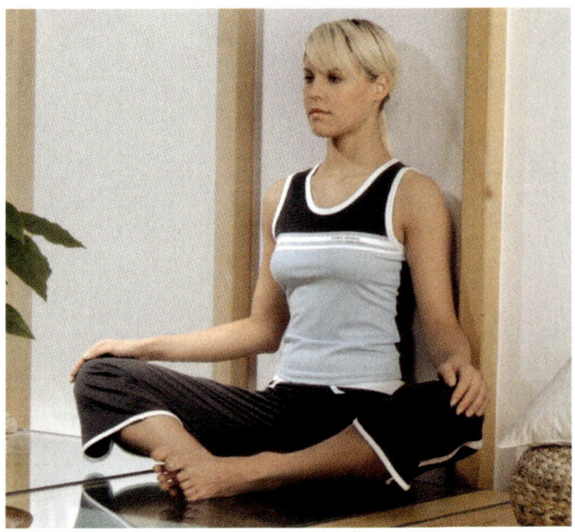

Dehnübung 5: Gesäßmuskulatur

Wiederholungen	3 pro Körperseite
Dauer der Dehnung	> 40 Sekunden

Übungsausführung Setzen Sie sich hin, und strecken Sie ein Bein aus. Das Knie ist möglichst gerade, und die Zehenspitzen sind angezogen.
Winkeln Sie das andere Bein an, und ziehen Sie es zu sich heran.
Stellen Sie den Fuß dieses Beins auf der Außenseite des gestreckten Beines neben das Knie.
Unfassen Sie nun mit dem Ellenbogen das Knie des aufgestellten Beins, und ziehen Sie es zu sich heran. Sie sollten die Dehnung im Gesäßbereich spüren. Dehnen Sie anschließend auch die andere Seite.

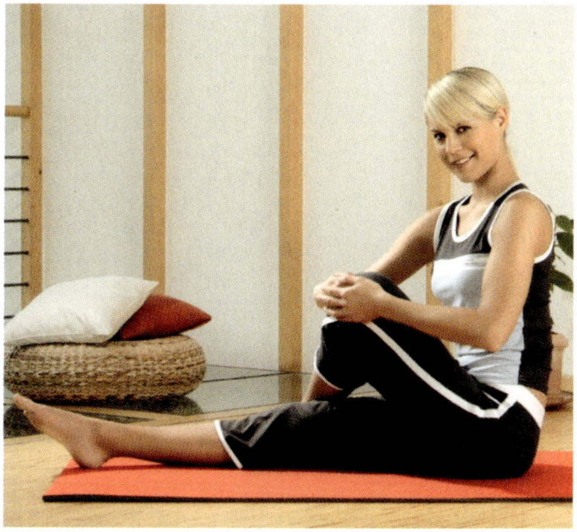

Dehnübung 6: Schräge Rumpfmuskulatur

Wiederholungen	3 pro Körperseite
Dauer der Dehnung	> 40 Sekunden

Übungsausführung Legen Sie sich gerade auf den Rücken. Ziehen Sie ein Bein bis etwa im rechten Winkel zu sich heran. Das andere Bein bleibt ausgestreckt auf dem Boden liegen.
Kippen Sie mit den Beinen zur Seite, so dass das angezogene Bein oben ist. Fixieren Sie das Knie leicht mit der Hand, und drücken Sie es in Richtung Boden.
Den freien Arm strecken Sie nach oben. Beide Schultern bleiben möglichst am Boden liegen.
Dehnen Sie anschließend auch die andere Seite.

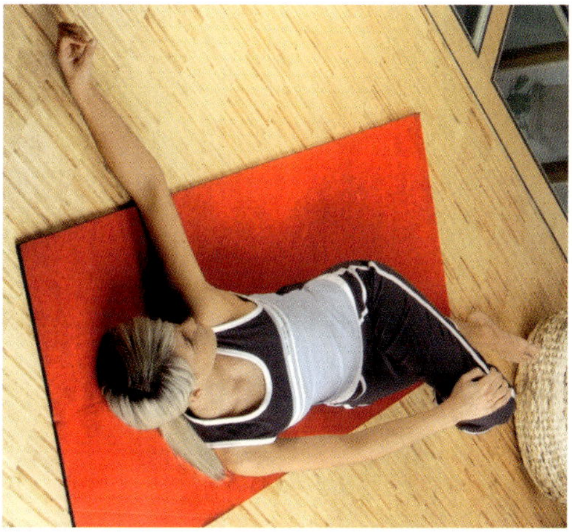

Dehnübung 7: Seitliche Rumpfmuskulatur

Wiederholungen	3 pro Körperseite
Dauer der Dehnung	> 40 Sekunden

Übungsausführung Legen Sie sich ganz gerade auf den Rücken. Strecken Sie einen Arm gerade nach oben aus, den anderen legen Sie neben den Körper.
Krümmen Sie nun beide Beine in der entgegengesetzten Richtung zum nach oben gestreckten Arm. Ihr Körper bildet eine Art Bogen.
Schieben Sie die Beine so weit zur Seite, bis Sie eine Dehnung im seitlichen Bereich der Lendenwirbelsäule spüren.
Dehnen Sie anschließend auch die andere Seite.

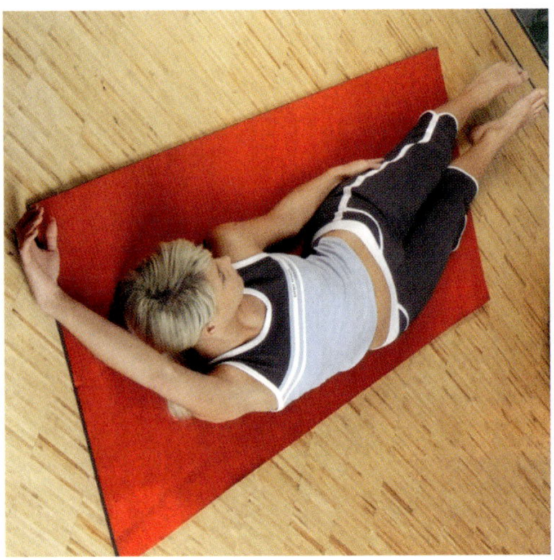

Dehnübung 8: Brustmuskulatur

Wiederholungen	3 pro Körperseite
Dauer der Dehnung	> 40 Sekunden

Übungsausführung Stellen Sie sich in einen Türrahmen oder neben einem Pfosten, die Füße etwa hüftbreit auseinander. Winkeln Sie einen Arm an, und legen Sie den Unterarm an den Rahmen.
Schultern und Oberarme bilden dabei eine Linie, Unterarm und Hand sind im rechten Winkel dazu.
Machen Sie einen kleinen Ausfallschritt nach vorn. Drücken Sie nun den Oberkörper nach vorn. Achten Sie darauf, nicht ins Hohlkreuz zu fallen. Sie spüren eine Dehnung im Bereich der Brustmuskulatur.

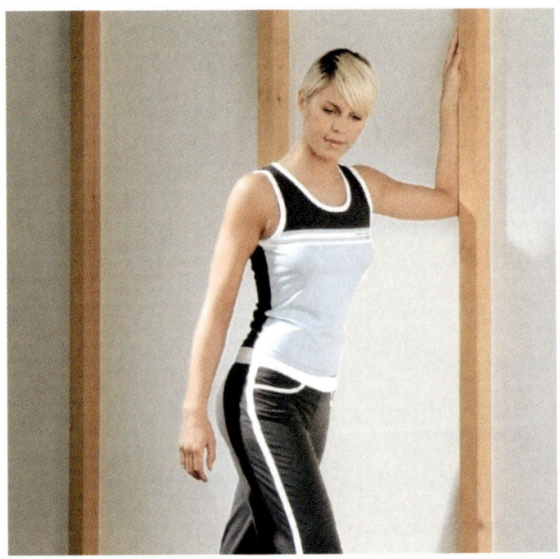

Dehnübung 9: Schultermuskulatur

Wiederholungen	3 pro Körperseite
Dauer der Dehnung	> 40 Sekunden

Übungsausführung Stellen Sie sich entspannt hin, die Füße hüftbreit auseinander.
Greifen Sie mit einer Hand den Ellenbogen des anderen Armes in Schulterhöhe, und schieben Sie ihn über die Schulter nach hinten.
Der Unterarm führt dabei seitlich am Kopf vorbei.
Drücken Sie von vorne mit der Hand den Ellenbogen so weit nach hinten, bis Sie im hinteren Schulterbereich eine Dehnung spüren.
Dehnen Sie anschließend auch die andere Seite.

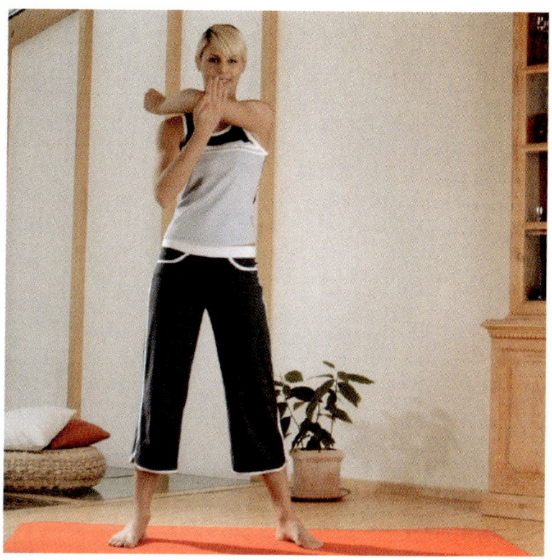

Dehnübung 10: Nackenmuskulatur

Wiederholungen	3 pro Körperseite
Dauer der Dehnung	> 40 Sekunden

Übungsausführung Stellen Sie sich entspannt hin, die Füße hüftbreit auseinander. Greifen Sie mit einer Hand seitlich über den Kopf. Ziehen Sie ihn leicht zur Seite.
Drehen Sie den Kopf etwas, das Kinn weist schräg nach unten. Der Blick geht Richtung Boden. Den anderen Arm lassen Sie hängen. Versuchen Sie, in der Dehnung die Schulter aktiv nach unten zu nehmen und die Halswirbelsäule aufzurichten.
Sie spüren eine Dehnung im seitlichen Nackenbereich. Dehnen Sie anschließend die andere Seite.

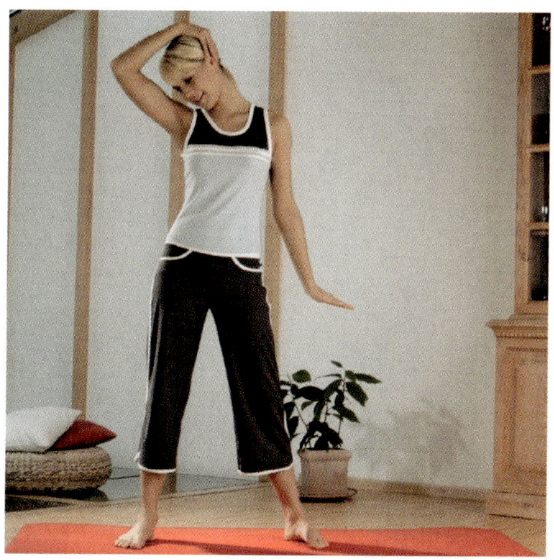

Das Wichtigste in Kürze

- Pilates ist eine ganzheitliche Trainingsmethode, die Ihnen bei gewissenhafter und richtiger Ausführung zu einem Mehr an Beweglichkeit und Lebensfreude verhilft.
- Die Übungen machen den Kopf frei, stärken die Muskeln und bringen die Energiezentrale unseres Körpers wieder auf Trab. Mit den Übungen lernen Sie gleichzeitig, sich zu konzentrieren und sich zu entspannen.
- Ein regelmäßig durchgeführtes Pilates-Training wirkt gleichzeitig gegen viele Grundübel unserer Zeit: Hektik, Stress, Bewegungslosigkeit, Gelenk- und Rückenprobleme. Eigentlich lauter gute Gründe, um sofort mit Ihrem persönlichen Pilates-Programm zu beginnen, oder?
- Vorsicht: Zwar ist ein gesundes Maß an Ehrgeiz notwendig, um Ziele zu erreichen und zu verwirklichen. Übertriebene Motivation kann allerdings das Gegenteil bewirken.
- Wer die Signale seines Körpers konsequent ignoriert, gefährdet seine Gesundheit. Unterscheiden Sie deshalb zwischen »positivem« und »negativem« Muskelschmerz. Starker oder stechender Schmerz ist immer eine Warnung des Körpers vor Überlastung.
- Das Pilates-Training führt zu einer Belastung und gezielten Ermüdung Ihrer Muskeln. Ein angespanntes Gefühl in der Muskulatur ist eine normale Reaktion auf ein Training. Ein Muskelkater, der Sie zur Bewegungslosigkeit zwingt, ist ein sicheres Zeichen für Überforderung und hemmt Ihre Trainingsentwicklung.
- Wenn Sie bereits mit orthopädischen Beschwerden (Rücken, Gelenke) belastet und/oder bereits in therapeutischer Behandlung sind, sollten Sie dringend den Rat Ihres Arztes einholen, bevor Sie mit dem Training beginnen. Sie spielen mit Ihrer Gesundheit, wenn Sie diesen Rat missachten.
- Auch das beste Pilates-Training kann keine speziellen, auf Sie persönlich abgestimmten Betreuungs- und Therapiemaßnahmen durch Arzt oder Physiotherapeuten ersetzen.
- Wenn Sie sich allein den Einstieg nicht zutrauen, suchen Sie Hilfe bei einem ausgebildeten Trainer, oder trainieren Sie in der Gruppe.
- Beachten Sie stets unsere ausführlichen Tipps zur Trainingsausführung (→ Seite 16) und Trainingshäufigkeit (→ Seite 21).
- Gehen Sie als Anfänger langsam vor: Die acht Grundübungen der Körperschule sollten Sie problemlos beherrschen, bevor Sie mit den eigentlichen Übungen beginnen.
- Absolvieren Sie nach der Körperschule immer ein komplettes Dehnprogramm, um Ihre Beweglichkeit zu verbessern.
- Und jetzt: Viel Spaß bei Ihrem persönlichen Pilates-Programm!

» Die Pilates-Körperschule «

Grundlage eines erfolgreichen Pilates-Trainings ist eine gute Körperwahrnehmung. Mit dem 8-Punkte-Programm unserer Körperschule lernen Sie in kürzester Zeit alles, was Sie darüber wissen müssen.

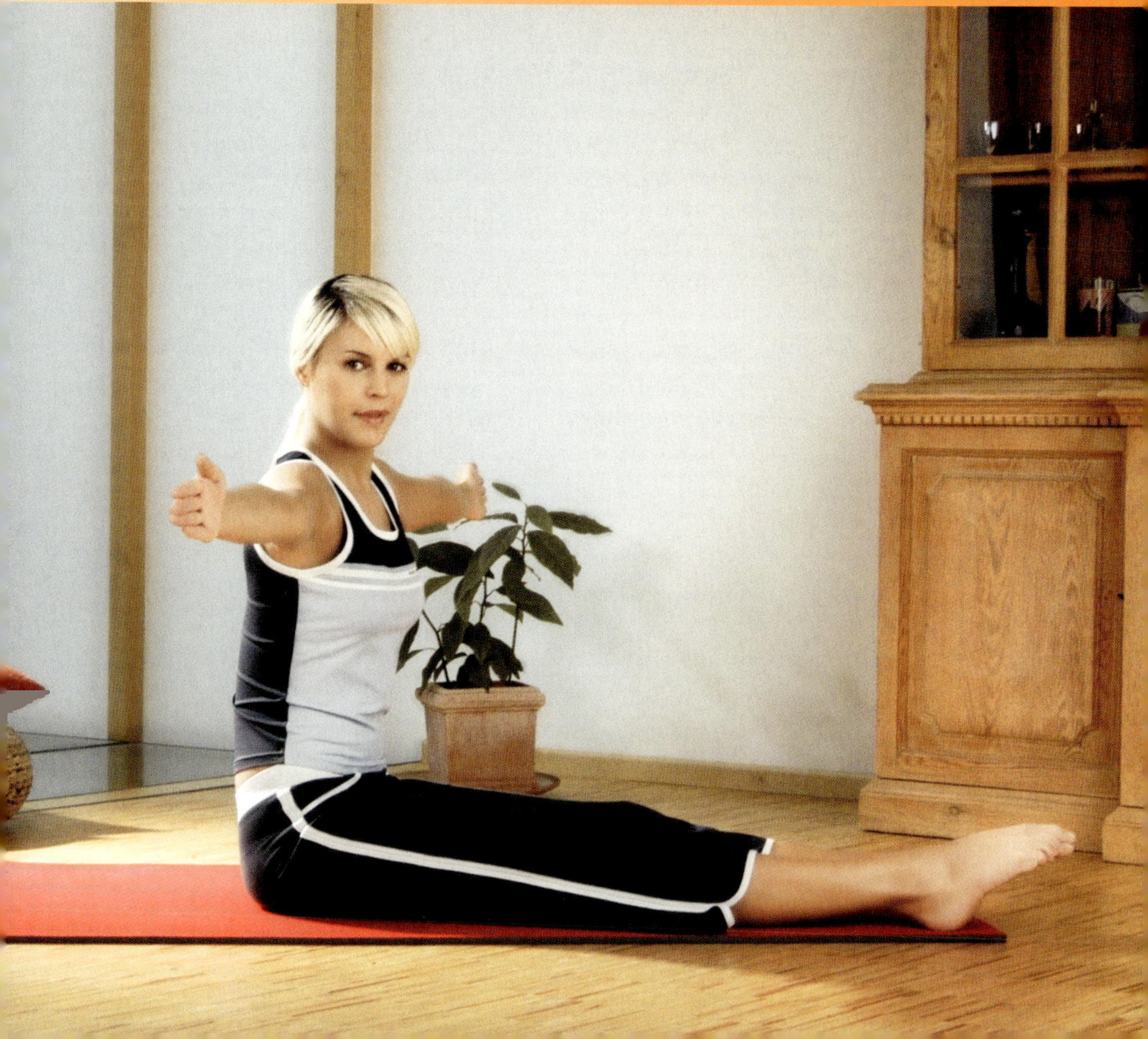

Die Kunst der Körperwahrnehmung

Präzision ist gefordert

Die Präzision bei der Ausführung der Übungen ist ein besonders wichtiges Pilates-Trainingsprinzip, wenn nicht sogar das wichtigste überhaupt.
In seinem Studio trainierte Joseph Pilates vorwiegend Menschen, die aus ihrem Beruf ein ausgezeichnetes Körpergefühl mitbrachten. Auch in jüngster Zeit waren es Größen aus Film und Musik, wie zum Beispiel Madonna, die eine tänzerische Ausbildung hatten und Pilates wieder in den Blickpunkt der Öffentlichkeit rückten.
Die Fähigkeit, den Körper spielerisch und exakt zu beherrschen, fehlt uns leider heutzutage oftmals. Der Grund dafür ist einfach: mangelnde Übung und insgesamt zu wenig Bewegung.

Wer rastet, der rostet

Der Spruch »Wer rastet, der rostet« umschreibt treffend die Problematik. Monotone Arbeiten, langes Stehen und stundenlanges Verharren vor dem Computer belasten unseren Organismus einseitig. Es fehlt der gesunde körperliche Ausgleich durch vielseitige Bewegungsabläufe. Die körperliche Leistungsfähigkeit und die natürliche Wahrnehmung für unseren eigenen Körper sind vielen modernen Menschen bereits völlig abhanden gekommen.

Lernen Sie Ihren Körper kennen

Die Köperschule ist eine Art »erstes Grundlagentraining« für Pilates-Anfänger. Der erste Teil des Kapitels dient der Verbesserung der Körperwahrnehmung und soll dem oder der Trainierenden ein gewisses anatomisches Verständnis vermitteln. Idealerweise sollte dieses Programm zeitlich vor dem eigentlichen Trainingsprogramm absolviert werden. Es geht dabei in erster Linie um das Verstehen der Bewegung. Es ist eine optionale Einstiegshilfe für Bewegungsunerfahrene und wird im Trainingsverlauf ab Seite 49 nicht mehr weitergeführt.
Bevor Sie Ihr eigentliches Trainingsprogramm beginnen, sollten Sie sich also die Zeit nehmen, Ihren Körper näher kennen zu lernen.
Eine gute Köperwahrnehmung hilft nicht nur, Ihr Trainingsprogramm zu optimieren. Sie ist ein wichtiger Schutz vor Fehlbelastung im Alltag und schafft die Grundlage für die Verschmelzung von Körper und Geist. Mit Hilfe eines geschärften Eigengefühls merken Sie viel schneller, wenn Sie zum Beispiel erschöpft sind und über Ihre Grenzen gehen.
Im Mittelpunkt der Körperschule steht die Beherrschung Ihres »Powerhouse« und die Erlernung der Grundlagen der Seiten- oder Flankenatmung.

Stress abschütteln

Schütteln Sie den Stress und die Sorgen des Tages ab, und finden Sie Ihre innere Balance. Gehen Sie auf eine Reise durch Ihren Körper, und lockern Sie unerwünschte Verspannungen. Atmen Sie dabei ruhig und gleichmäßig.
Nach einer Phase der Ruhe starten Sie gedanklich Ihr Übungsprogramm. Im Geiste durchlaufen Sie schrittweise Ihre Übungsdurchgänge. Auf diese Weise erzielen Sie einen harmonischen und flüssigen Übungsablauf, ähnlich einer tänzerischen Choreographie.

Das »Powerhouse«

Entscheidend für die erfolgreiche Umsetzung der Pilates-Übungen in die Praxis ist die Stabilisierung der »Körpermitte«. Dazu müssen Sie lernen, Ihr »Powerhouse« zu aktivieren. Seine wichtigsten Elemente sind die Beckenbodenmuskulatur und der quer verlaufende Bauchmuskel.
Durch ihre gezielte Aktivität erhalten Sie maximale Stabilität im Bereich der Lendenwirbelsäule, und Sie können das Übungsprogramm rückengerecht und präzise aus Ihrem Zentrum heraus absolvieren.
Positiver Nebeneffekt: Der quer verlaufende »Transversus« formt einen optisch flachen und schönen Bauch. Die bewusste und kontrollierte Anspannung erlernen Sie am einfachsten in Bauchlage. Sind Sie sich der positiven Aktivität erst einmal bewusst, können Sie das »Powerhouse« in allen Körperpositionen aktivieren und gezielt einsetzen. (Genaures erfahren Sie bei der Körperschule, Übung 2, Seite 39.)

Die Seitenatmung

Die gleichmäßige Atmung sorgt für einen kontinuierlichen Blutfluss und damit für eine optimale Sauerstoffversorgung.
Während Sie bei ruhiger Entspannung über den Bauch atmen, sollten Sie für Ihr Aktivprogramm die so genannte Flanken- oder Seitenatmung einsetzen.
Durch diese Atemtechnik können Sie die Bewegung durch das richtige Ein- und Ausatmen unterstützen, ohne die Stabilität der Bauchmuskulatur zu verlieren. (→ Körperschule, Übung 3, Seite 40)

Der Bewegungsablauf

Unser Ziel ist es, alle Übungen in einem fließenden Bewegungsablauf nacheinander zu absolvieren.
Dabei bleibt die Atmung immer ruhig und gleichmäßig, und die Spannung im »Powerhouse« wird aufrechterhalten.
Schaffen Sie das bei einer Übung nicht, ist sie im Moment leider noch zu schwierig für Sie.

Körperschule Übung 1: Entspannungsposition

Trainingsziel Entspannung und Einstimmung

Übungsausführung Legen Sie sich bequem auf den Rücken, und winkeln Sie die Beine an. Ist Ihr Kopf überstreckt, sollten Sie ein kleines Kissen oder ein zusammengelegtes Handtuch unterlegen. Die Füße stehen etwa hüftbreit auseinander. Fuß, Knie und Hüfte sind in einer Linie. Legen Sie Ihre Hände auf den Unterbauch, und spüren Sie Ihre Atmung: Beim Einatmen wölbt sich der Bauch nach oben, beim Ausatmen senkt er sich nach unten ab. Beginnen Sie Ihre Körperreise ...

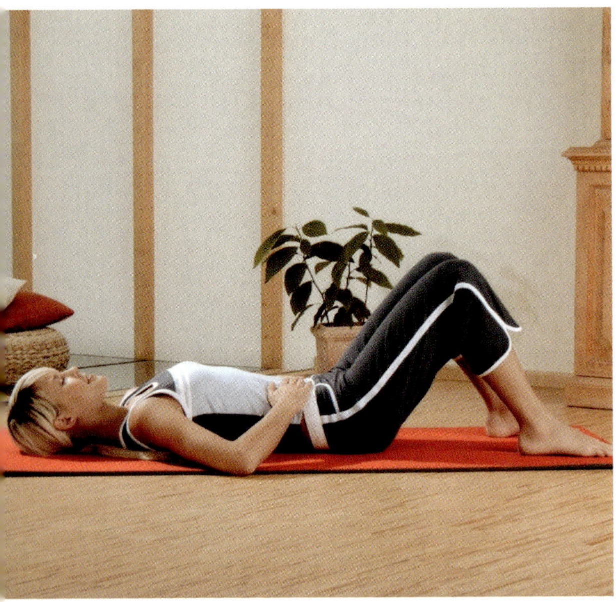

Die Körperreise Lenken Sie Ihr Bewusstsein zunächst auf die Stellung Ihrer Füße.

- Strecken Sie Ihre Zehen, und lockern Sie Ihre Ballen.
- Entspannen Sie Ihre Waden und Fußgelenke.
- Lockern Sie Knie und Oberschenkel.
- Lassen Sie die Hüften entspannt auf dem Boden aufliegen.
- Der Bauch bewegt sich im Rhythmus der Atmung.
- Die Wirbelsäule sinkt locker zu Boden.
- Öffnen Sie Ihre Hände, die Finger sind gestreckt.
- Ihre Schulterblätter sind weit geöffnet.
- Ihre Schultern sind entspannt.
- Entspannen Sie Hals und Nacken ganz bewusst.
- Ihr Kiefer ist frei, Ihre Zunge ist entspannt.
- Lösen Sie die Muskulatur im Gesicht.
- Atmen Sie ruhig und gleichmäßig ein und aus.
- Ihr Körper ist vorbereitet. Gehen Sie nun als gedankliche Einstimmung die einzelnen Elemente Ihrer Pilates-Übungen im Geist durch.

Körperschule Übung 2: Zentrierung

Trainingsziel Stabilisierung und Aktivierung der Körpermitte (»Powerhouse«)

Übungsausführung Legen Sie sich auf den Bauch. Ihre Beine liegen hüftbreit und entspannt auf dem Boden auf.
Ihr Kopf ruht auf den zusammengefalteten Händen. Atmen Sie ruhig und gleichmäßig.
Atmen Sie langsam durch den Mund aus. Ziehen Sie dabei die Muskeln des Beckenbodens nach oben, als wollten Sie versuchen, den Harnfluss zu unterbrechen.
Haben Sie das gelernt, gehen Sie über zum nächsten Schritt:
Beim Ausatmen ziehen Sie nun zusätzlich Ihre Bauchdecke ein. Der Nabel wird aktiv zur Wirbelsäule bewegt. Ihre Gesäßmuskulatur bleibt dabei locker!
Die Übungsausführung ist korrekt, wenn die Wirbelsäule und das Becken ruhig bleiben und sich der Druck des Bauches auf die Unterlage verringert. Sie sollten in der Lage sein, mindestens sechs Atemzüge lang eine konstante Spannung aufzubauen, ohne den Nabel gegen die Unterlage zu bewegen.

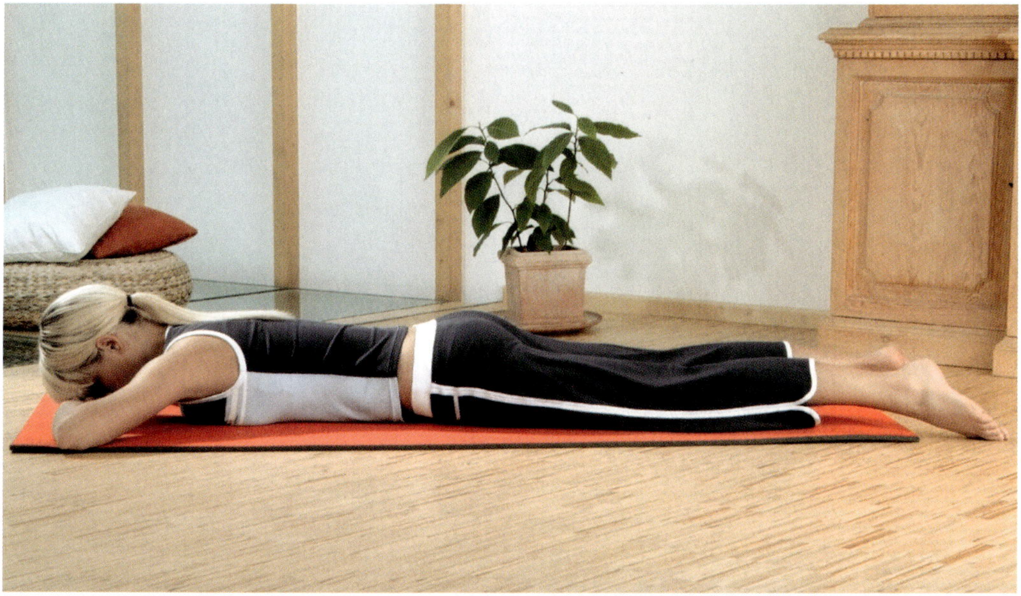

Körperschule Übung 3: Atmung

Trainingsziel	Erlernen der Flankenatmung
Atemrhythmus	3 bis 5 Sekunden

Übungsausführung Setzen Sie sich zunächst aufrecht auf einen Stuhl. Legen Sie die Hände unter der Brust an die Seiten Ihres Brustkorbs. Ihre Fingerspitzen zeigen dabei zu den Hüften.
Atmen Sie tief durch die Nase ein. Beim Ausatmen durch den Mund ziehen Sie den Bauchnabel langsam zur Wirbelsäule.
Beim nächsten Atemzyklus halten Sie die Spannung der Bauchdecke. Schicken Sie Ihren Atem in Ihre Hände an den Seiten Ihrer Rippen. Atmen Sie ein, und spüren Sie, wie sich der untere Brustkorb zur Seite hin ausdehnt. Beim anschließenden Ausatmen schließt sich der Brustkorb wieder.
Atmen Sie möglichst locker und unverkrampft. Achten Sie darauf, dass Sie Ihre Schultern und das Brustbein nicht nach oben ziehen.
Das Ein- und Ausatmen sollte jeweils etwa drei bis fünf Sekunden dauern. Diesen Atemrhythmus wenden Sie später während Ihres gesamten Übungsprogramms an, deswegen ist es wichtig, ihn zu beherrschen.

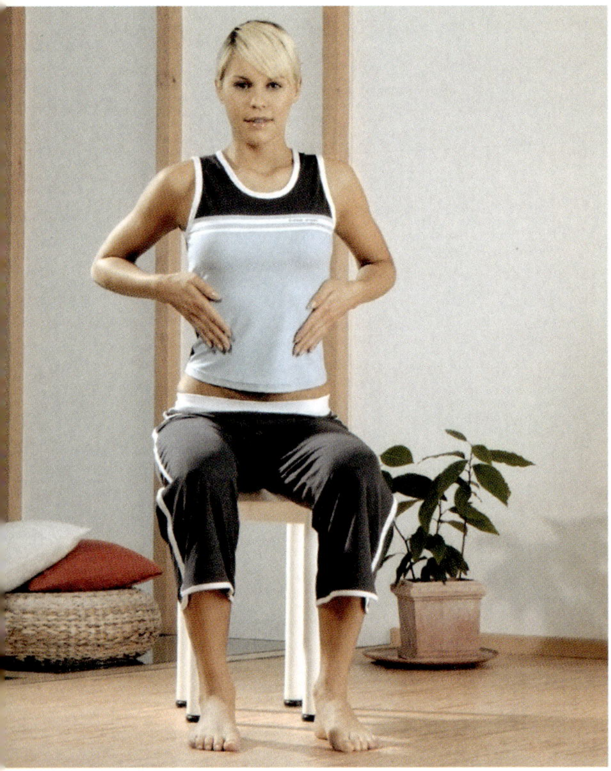

Tipp zu Übung 4

Wenn Sie den Bewegungsablauf dieser feinen Bewegung gefestigt haben, können Sie sie auch im Sitzen oder Stehen durchführen. Das ist eine ideale Entlastungsübung für zwischendurch, vor allem bei lang andauernden Tätigkeiten im Sitzen.

Körperschule Übung 4: Kopfhaltung

Trainingsziel	Entlastung der Halswirbelsäule
Übungsablauf	10 Wiederholungen · 30 Sek. Pause · 3–4 Durchgänge

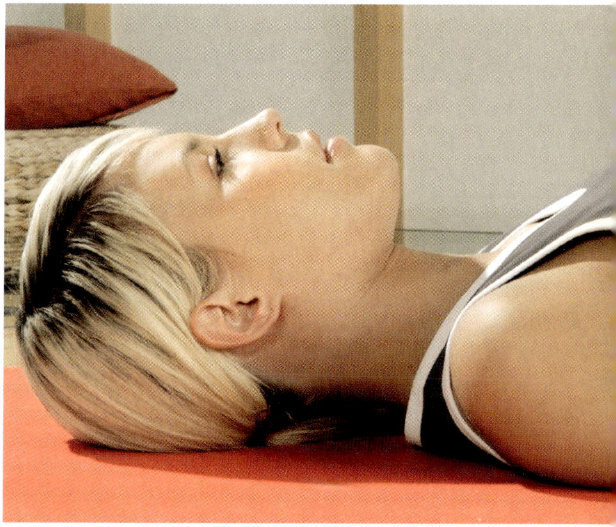

Ausgangsstellung Legen Sie sich ganz entspannt auf den Rücken, und winkeln Sie die Beine an. Die Fußsohlen müssen hierbei beide Kontakt zum Boden haben. Die Hände ruhen auf dem Bauch. Liegt Ihr Kopf überstreckt am Boden, sollten Sie ein flaches Kissen oder ein Handtuch unterlegen.
Atmen Sie ganz gleichmäßig, und entspannen Sie Ihren Hals und besonders Ihren Kiefer.

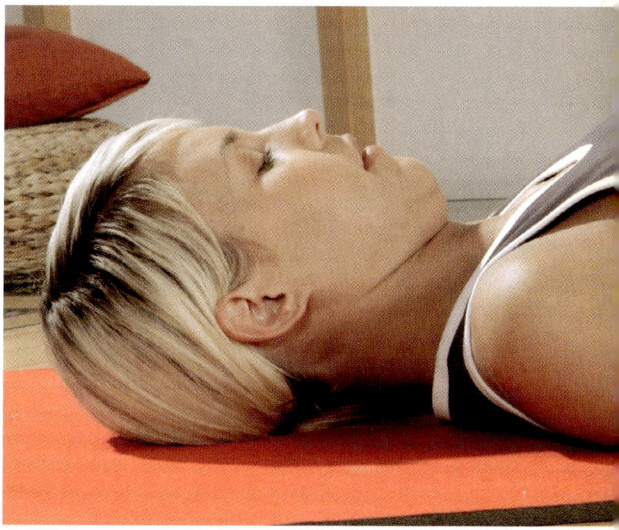

Endstellung Ziehen Sie nun mit dem Ausatmen das Kinn sanft nach unten in Richtung Brust, und machen Sie Ihren Nacken lang.
Halten Sie diese Position etwa zwei bis drei Sekunden.
Lösen Sie anschließend mit dem Einatmen langsam die Spannung. Heben Sie den Kopf nicht vom Boden ab, und achten Sie auf die Stellung der Schultern. Diese sollten ganz entspannt sein und dürfen sich nicht nach oben bewegen.

Körperschule Übung 5: Schulterblätter

Trainingsziel	Bewegungskoordination der Schulterblätter
Übungsablauf	10 Wiederholungen · 20 Sek. Pause · 3–4 Durchgänge

Stabilisierung der oberen Wirbelsäule Der gesamte Schultergürtel steht in unmittelbarem funktionellem Zusammenhang mit der Hals- und der Brustwirbelsäule. Probleme im Schulterbereich können sich so unmittelbar auf die Wirbelsäule auswirken und zu schmerzhaften Verspannungen oder Fehlhaltungen führen.
Die einzelnen Muskelbereiche in der Schulter bilden ein System, in dem die Schulterblätter eine zentrale Stellung einnehmen. Die Schulterblätter formen unter anderem die Gelenksfläche für den Oberarm und sind Ansatzpunkt zahlreicher stabilisierender Muskeln, die unsere gesamte Körperhaltung beeinflussen. Das Ziel der folgenden Übung richtet sich auf eine bessere Wahrnehmung der Bewegungskoordination der Schulterblätter. Außerdem bekommen Sie ein Gefühl für deren genaue Position und lernen, sie gezielt zu bewegen. Diese Bewegungskoordination ist in zahlreichen Übungen Voraussetzung für den optimalen Ablauf der Armbewegung und unterstützt die Stabilisierung der oberen Wirbelsäulenabschnitte.

Schwerstarbeit für die Nackenmuskulatur

Unsere Hals- und Nackenmuskulatur muss schwer arbeiten, um den Kopf in einer stabilen Stellung zu halten. Immerhin entspricht das Kopfgewicht etwa fünf bis sieben Prozent des eigenen Körpergewichts.
Bei einem Mensch mit einem Körpergewicht von etwa 70 Kilogramm sind das ungefähr vier bis fünf Kilogramm Kopfgewicht.
Kein Wunder, dass viele Menschen unter Verspannungen der Nackenmuskulatur leiden.
Langes Sitzen im Auto oder am Schreibtisch bringt unser gesamtes Muskelsystem aus dem Gleichgewicht. Der Kopf ist nach vorn geschoben oder nach hinten geneigt, die Muskulatur im Nacken und in den Schultern muss die Balance herstellen und ist dabei auf Dauer überfordert: Sie beginnt zu schmerzen.
Die optimale Stellung des Kopfes und das ideale Zusammenspiel der Hals-, Nacken- und Schultermuskulatur entlasten unsere Halswirbelsäule und schützen vor Fehlstellungen und Rückenschmerzen.

Für Seele und Geist

Pilates tut nicht nur dem Körper gut – durch die konzentrierten Atem- und Entspannungsübungen kommen auch Seele und Geist zur Ruhe.

Mit diesen Übungen können Sie lernen, loszulassen und sich in wenigen Minuten auf einfache Weise vom Stress des Alltags zu befreien.

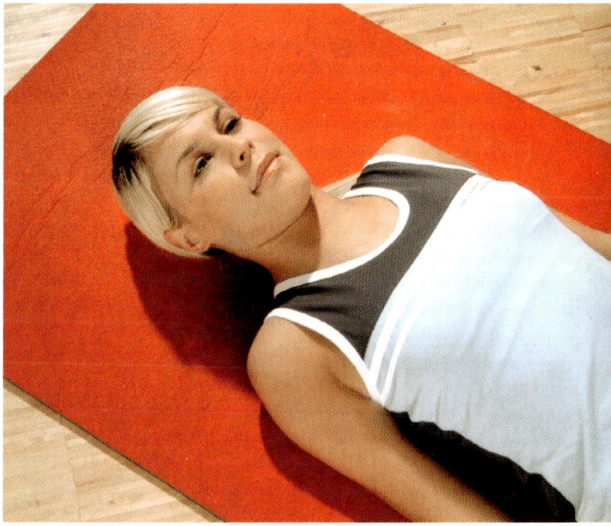

Ausgangsstellung Legen Sie sich entspannt auf den Rücken, und winkeln Sie die Beine an.
Ihre Arme liegen ganz locker auf dem Boden neben dem Körper. Die Handflächen zeigen nach unten.
Schieben Sie zunächst Ihr Kinn sanft nach unten (→ Übung 4).
Drücken Sie die Hände und beide Schultern sanft gegen die Unterlage.

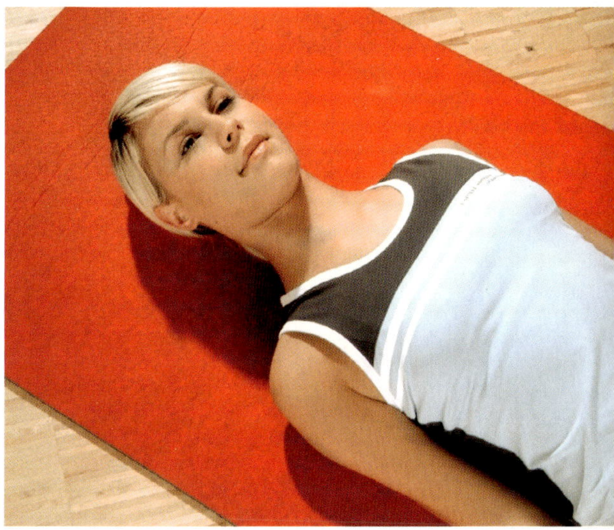

Endstellung Atmen Sie langsam aus, und schieben Sie dabei die Hände langsam auf dem Boden in Richtung Ihrer Füße.
Halten Sie den Druck gegen die Unterlage, und ziehen Sie die Schulterblätter nach unten, bis Sie eine Dehnung im gesamten Schulter- und Nackenbereich spüren.
Halten Sie diese Position etwa zwei bis drei Sekunden.
Atmen Sie anschließend langsam ein, und ziehen Sie gleichzeitig Ihre Hände mit den Schultern wieder nach oben.

Körperschule Übung 6: Neutralstellung

Trainingsziel	Ausrichtung des Beckens und richtige Bewegung der Wirbelsäule
Übungsablauf	10–15 Wiederholungen · 20 Sek. Pause · 2–3 Durchgänge

Die Wirbelsäule stabilisieren

Die natürliche Stellung der gesamten Wirbelsäule ist eine doppelte S-Form. Diese Statik sorgt für eine ideale Federung und gleichzeitig für die optimale Funktionsfähigkeit. Der Muskelapparat des Menschen ist unter anderem darauf ausgerichtet, diese neutrale und sinnvolle Krümmung zu stabilisieren.
Die Stellung der Lendenwirbelsäule wird vor allem durch die Bewegung des Beckens beeinflusst. Kippen wir das Becken nach vorn, überstrecken wir die Lendenwirbelsäule ins Hohlkreuz. Kippen wir das Becken nach hinten, wird die Krümmung der Lendenwirbelsäule aufgehoben.
Joseph Pilates versuchte mit vielen seiner Übungen, die neutrale Stellung des Beckens und der Lendenwirbelsäule aktiv zu stabilisieren. Diese neutrale Stellung wird durch gezielte Muskelspannung gehalten, die hier genau erlernt werden soll. Dadurch wird der passive Bewegungsapparat der Sehnen, Bänder und Gelenke angenehm entlastet. Erlernen Sie in der folgenden Übung die unterschiedliche Ausrichtung des Beckens und die fortlaufende Bewegung der Wirbelsäule.

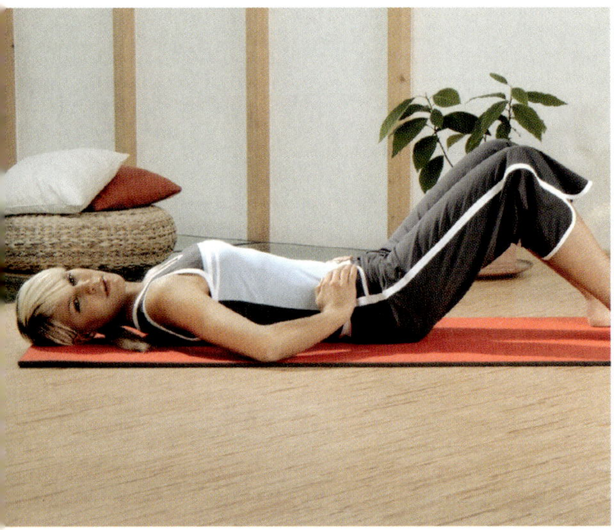

Die Neutralstellung In der Pause zwischen den Beckenübungen (→ Seite 45) versuchen Sie, die so genannte Neutralposition einzunehmen:
Das Becken befindet sich dabei in einer mittleren Stellung zwischen der Ausgangs- und der Endstellung. Der untere Rücken bildet einen leichten Bogen. Die Wirbelsäule ist dadurch in neutraler Stellung. Zahlreiche Pilates-Übungen gehen von dieser Position aus. Versuchen Sie, die Neutralstellung auch im Stehen und Sitzen zu finden.

Training der tief liegenden Muskulatur

Pilates ist ein guter Ausgleich zu allen anderen Sportarten. Es kann einseitige Belastungen, die zum Beispiel durch Fußball, Joggen oder Squashen entstehen, auf wirkungsvolle Weise ausgleichen. Das Pilates-Training wirkt vor allem auf die tiefer liegenden Muskeln, die sonst kaum beansprucht werden.

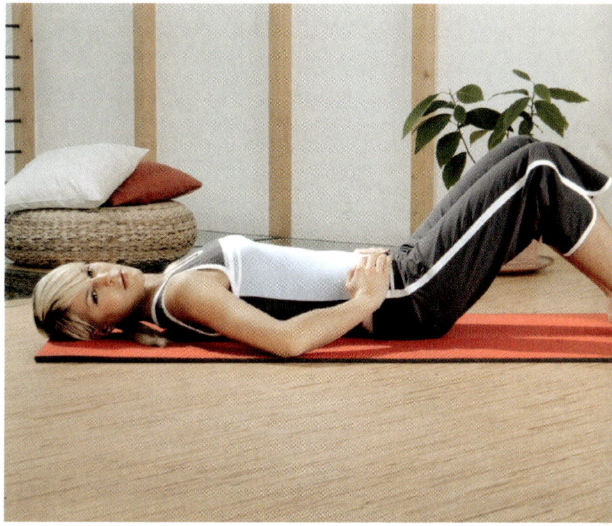

Ausgangsstellung Nehmen Sie zunächst die Entspannungsposition (→ Seite 38) ein:
Legen Sie sich auf den Rücken, und winkeln Sie locker die Beine an. Beide Füße stehen auf dem Boden. Legen Sie Ihre Hände mit den Handflächen nach unten auf Ihre Hüftknochen.
Atmen Sie langsam aus, und drücken Sie die Lendenwirbelsäule sanft und gleichmäßig nach unten gegen die Unterlage.

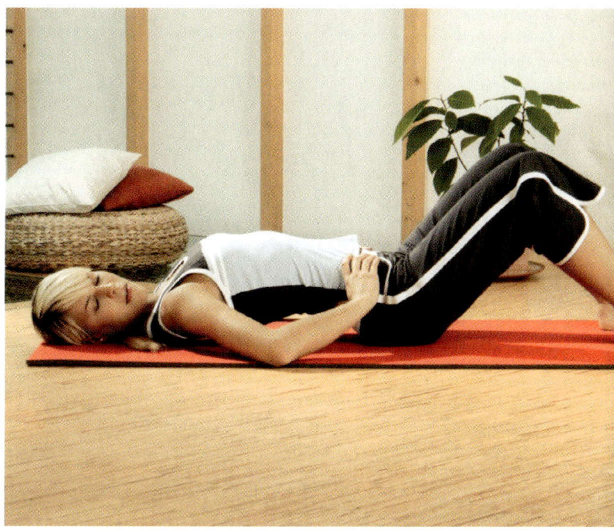

Endstellung Atmen Sie gleichmäßig ein, und rollen Sie das Becken langsam in einer fließenden Bewegung in Richtung Ihrer Füße zurück in die Ausgangsposition.
Dabei streckt sich die Lendenwirbelsäule und hebt sich ein Stück weit vom Boden ab.
Der Bauch wölbt sich nach oben.
Halten Sie die Position kurz, und gehen Sie dann in die Neutralstellung (→ Seite 44).

Körperschule Übung 7: der Kosake

Trainingsziel	Drehung der Wirbelsäule in stabiler, gestreckter Haltung
Übungsablauf	6–8 Wiederholungen • 20 Sek. Pause • 2–3 Durchgänge

Ein mechanisches Meisterwerk

Unsere Wirbelsäule ist ein mechanisches Meisterwerk. Sie gibt uns Beweglichkeit in allen Lebens- und Körperlagen. Gleichzeitig verleiht sie uns ein Höchstmaß an Stabilität.
Diese schätzenswerte Kombination aus Belastbarkeit und Flexibilität wird vor allem durch unser vielfältiges Muskelsystem erzielt. Es kontrolliert die Bewegungsabläufe der einzelnen Wirbelkörper zueinander und verhindert Fehlbelastungen im Bereich der Wirbelgelenke, Bandscheiben, Sehnen und Bänder.
Hohe Beweglichkeit birgt aber leider auch die Gefahr von Scherbelastungen. Diese treten sehr leicht auf, wenn ein Gelenk über seine von der Natur vorgesehenen Grenzen hinaus bewegt wird.
Mit der folgenden Übung sollen Sie lernen, die Wirbelsäule in stabiler, gestreckter Haltung zu drehen. Das bedeutet: Das Becken wird in der Neutralposition aktiv stabilisiert, die Drehung erfolgt über die oberen Wirbelsäulenabschnitte.
Aus mechanischer Sicht ist die untere Wirbelsäule primär für Streck- und Beugebewegungen ausgelegt und nicht für Rotationsbewegungen. Die Drehung der Wirbelsäule erfolgt deswegen in erster Linie über die Brustwirbelsäule.
Fehlt die aktive Stabilität beziehungsweise die Zentrierung des unteren Rumpfes, wird die Lendenwirbelsäule gedreht. Das ist eine eindeutige Fehlbelastung und bedeutet auf Dauer ein erhöhtes Risiko für eine Rückenschädigung!

Richtiges Atmen während der Übungen

Gemäß den Pilates-Prinzipien wird die Atmung fließend in den Bewegungsablauf integriert. Sie ist ein wichtiges Instrument, um das »Powerhouse« (→ Seite 36 f.) zu unterstützen. Der bewusste Atemzyklus steuert Bewegungsfluss und Tempo der Übung:

- **Atmen Sie zur Vorbereitung einer Bewegung ein.**
- **Atmen Sie aus, und ziehen Sie den Bauchnabel ein.**
- **Führen Sie die Übung mit gleichmäßiger Atmung aus, ohne die Bauchspannung zu mindern.**

Kontrolle ist alles

Beim Pilates-Training ist es entscheidend, die Übungen präzise auszuführen und dadurch die Bewegung zu kontrollieren. Sie müssen dabei versuchen, immer die Gesamtstabilität des Körpers im Auge zu behalten. Entspannung und Spannung müssen sich abwechseln und dadurch ausgleichen.

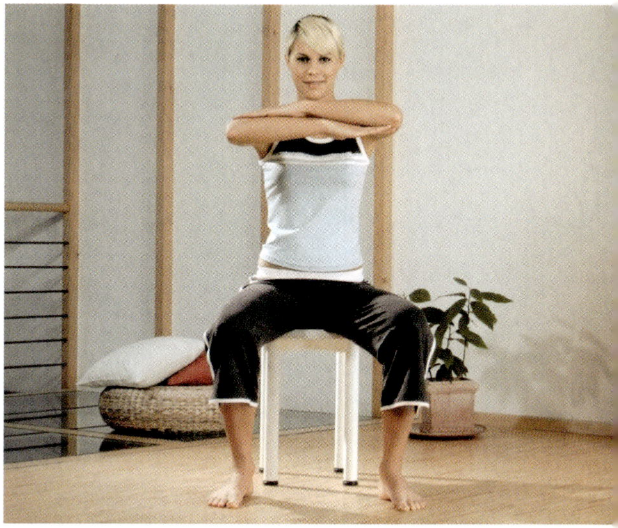

Ausgangsstellung Setzen Sie sich aufrecht auf einen stabilen Stuhl oder Hocker ohne Lehnen, und stellen Sie die Füße auf. Die Zehenspitzen weisen nach außen.
Verschränken Sie die Arme in Schulterhöhe vor Ihrem Körper.
Kontrollieren Sie Ihre Körperposition: Das Becken ist in der Neutralstellung (→ Seite 44), die Schulterblätter sind nach unten gezogen, die Halswirbelsäule aufgerichtet.
Atmen Sie durch die Nase ein.

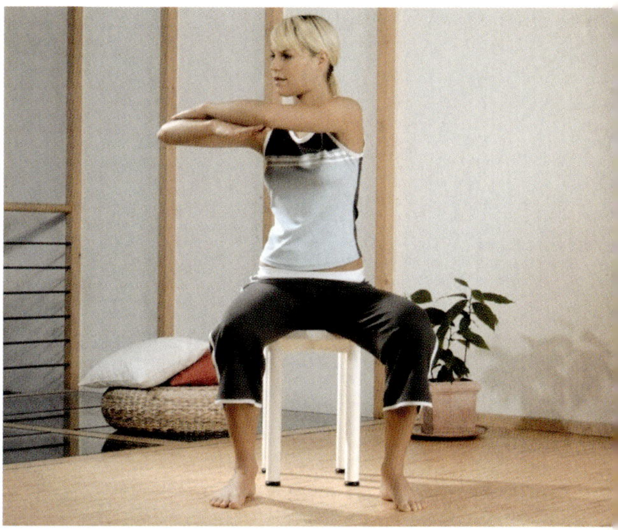

Endstellung Atmen Sie langsam aus, und ziehen Sie den Nabel zur Wirbelsäule. Drehen Sie sich dabei gleichzeitig so weit wie möglich nach rechts.
Die Beine und das Becken bleiben stabil und werden nicht mitbewegt. Ihr Kopf bleibt in der Verlängerung der Wirbelsäule.
Atmen Sie anschließend wieder ein, und drehen Sie sich langsam zur Mitte. Beim nächsten Atemzyklus wechseln Sie die Seite.

Körperschule Übung 8: der richtige Stand

Trainingsziel Kontrolle der Körperstellungen

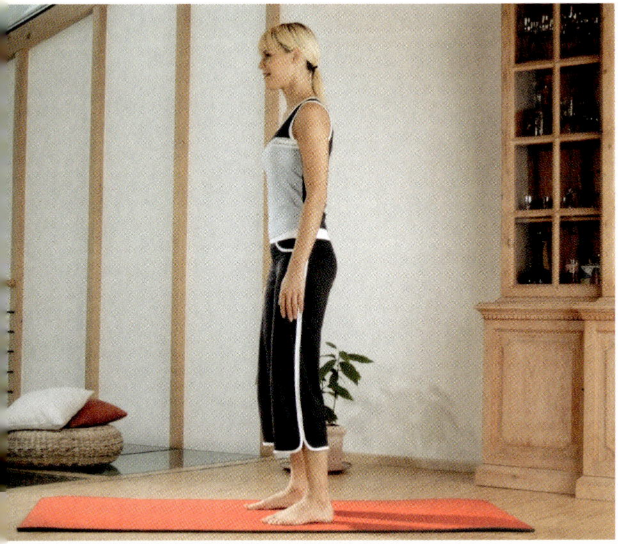

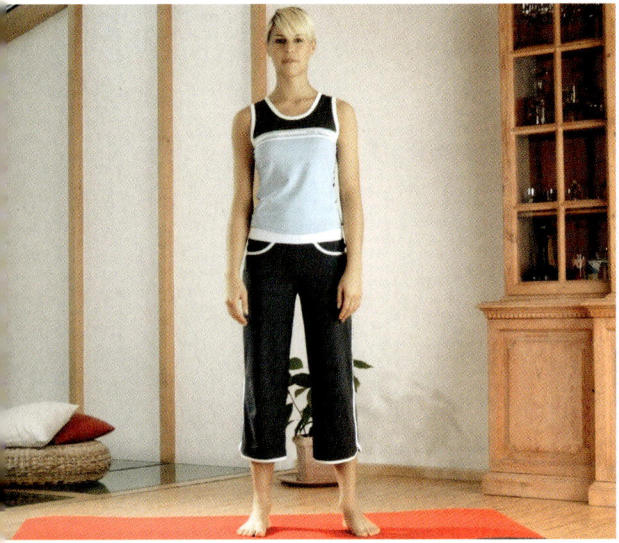

Übungsausführung Kontrollieren Sie von unten nach oben die Stellung Ihrer Gelenke:

- Beinachse: Stellen Sie die Füße etwa hüftbreit nebeneinander auf. Verteilen Sie Ihr Körpergewicht auf beide Füße. Belasten Sie die ganze Sohle. Ihre Knie sind leicht gebeugt. Die Fußspitze, Kniemitte und Hüfte stehen in einer Linie. Stimmt die Beinachse, wird die Belastung gleichmäßig auf die Gelenke verteilt.
- Stellung des Beckens: Es befindet sich in neutraler Position und korrigiert dadurch die Stellung des unteren Rückens. Von vorne betrachtet sollten die beiden Hüftknochen auf gleicher Höhe stehen.
- Stellung der Schultern: Sie bilden eine horizontale Linie. Ziehen Sie die Schultern nicht nach oben, und halten Sie Ihre Arme locker und entspannt. Die vier Eckpunkte von Schulter zu Schulter und Hüfte zu Hüfte ergeben im Idealfall ein Rechteck (»Box«).
- Halten Sie Ihren Kopf gerade. Schieben Sie ihn nicht nach vorn oder neigen ihn zu einer Seite.
- Konzentrieren Sie sich auf Ihre Atmung (Flanken- oder Seitenatmung → Seite 40).

» Übungen für Anfänger «

In diesem Kapitel finden Sie die zehn besten Übungen für Anfänger, die Ihnen den Einstieg leicht machen. Was Sie sonst noch beachten sollten, haben wir auf Seite 70 zusammengefasst.

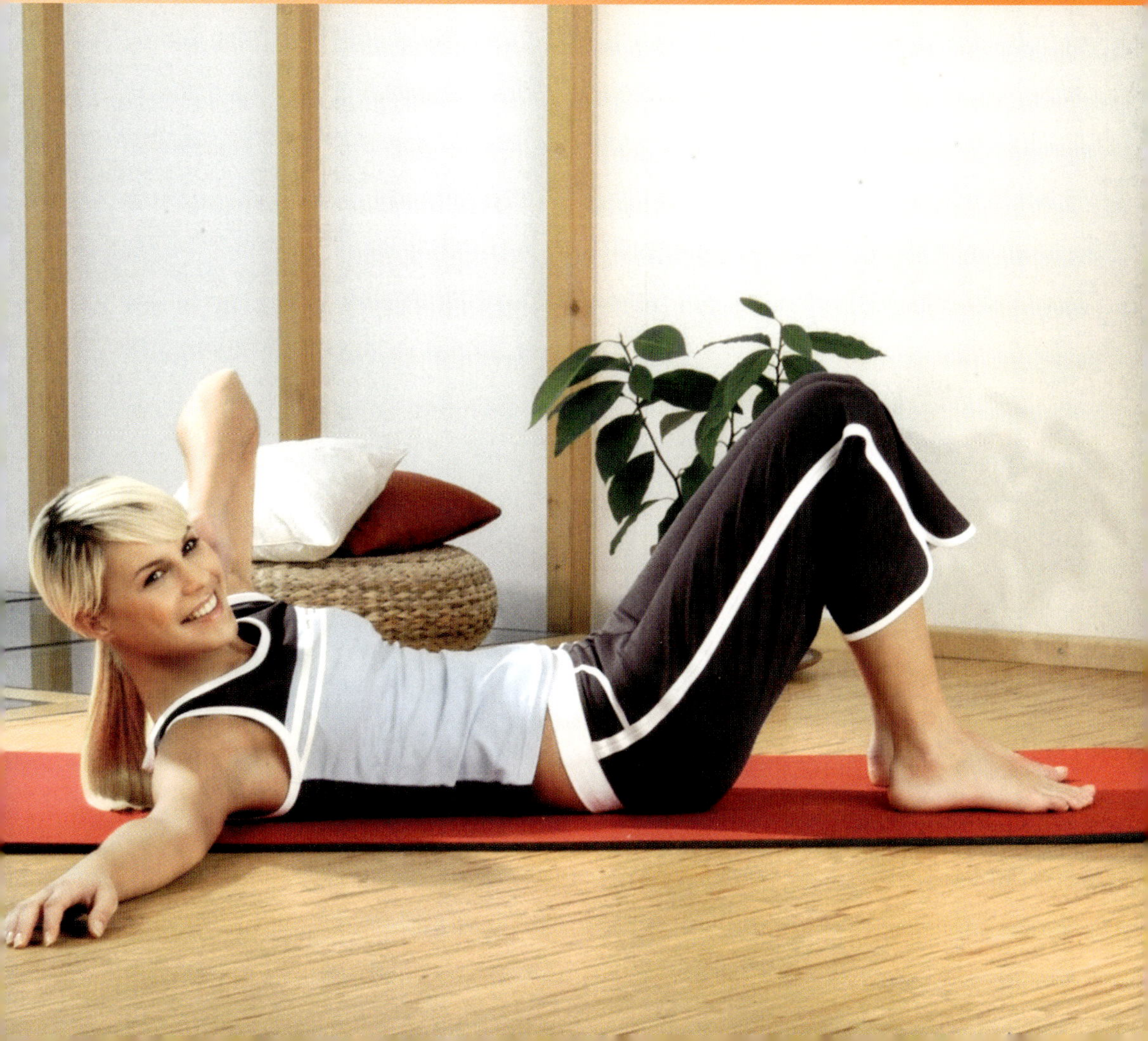

Übung 1 für Anfänger

Trainingsziele	Verbesserung der Beweglichkeit der Wirbelsäule
	Kräftigung der Beinmuskulatur
Wiederholungen	30 bis 40

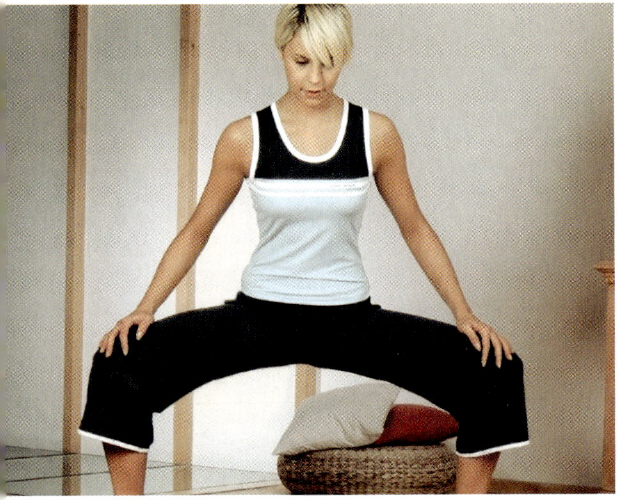

1 Gehen Sie in eine leichte Grätschstellung. Die Fußspitzen zeigen nach außen. Beugen Sie die Knie. Der Winkel im Kniegelenk sollte maximal 90 Grad betragen, die Knie sollten nicht über die Zehenspitzen hinausragen. Stützen Sie sich mit den Händen auf die Oberschenkel.
Wenden Sie nun alle Prinzipien an, die Sie bei den Übungen zur Körperwahrnehmung erlernt haben: Kinn zur Brust, Schultern nach unten, Becken in Neutralstellung. Aktivieren Sie Ihr »Powerhouse«.

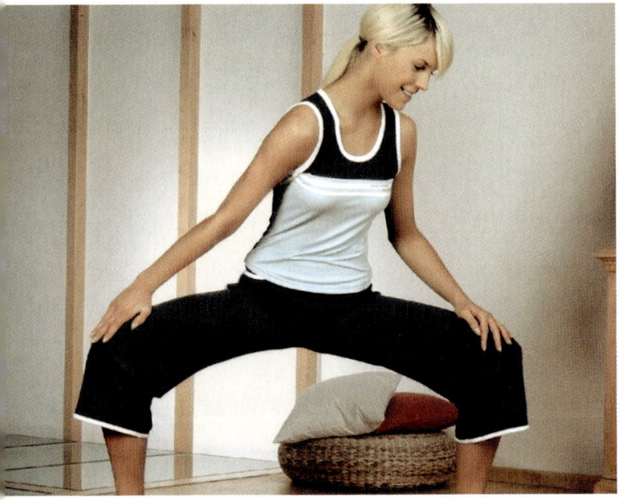

2 Aus der Ausgangsposition drehen Sie den Oberkörper nach links. Beginnen Sie langsam. Wenn Sie spüren, dass Sie sich nicht mehr weiter drehen können, ziehen Sie den Oberkörper sanft mit Muskelkraft noch etwas nach links. Vermeiden Sie ruckartige, kraftvolle Bewegungen.
Sie sollten sich in erster Linie darauf konzentrieren, die Muskeln im Rumpfbereich (»Powerhouse«) in Spannung zu halten.

Anwendung der Pilates-Prinzipien

In den ersten vier Abschnitten der Übungen für Anfänger lernen Sie, das anzuwenden, was Sie in der Körperschule erfahren haben. Sie konzentrieren sich während der Übung auf die fünf wichtigsten Prinzipien (Präzision, Konzentration, Bewegungsfluss, Zentrierung und Atmung).

3 Drehen Sie den Oberkörper nach rechts, ziehen Sie ihn sanft weiter, wenn Sie das Ende der Bewegung erreicht haben. Versuchen Sie, eine fließende Drehbewegung des Oberkörpers von rechts nach links und zurück zu erreichen. Wiederholen Sie diese Bewegung 30 bis 40 Mal. Behalten Sie die Kopf-, Schulter- und Beckenstellung während der ganzen Übung bei. Wenn Ihr Körpergefühl noch nicht so gut ist, absolvieren Sie die Übung am besten vor einem Spiegel.

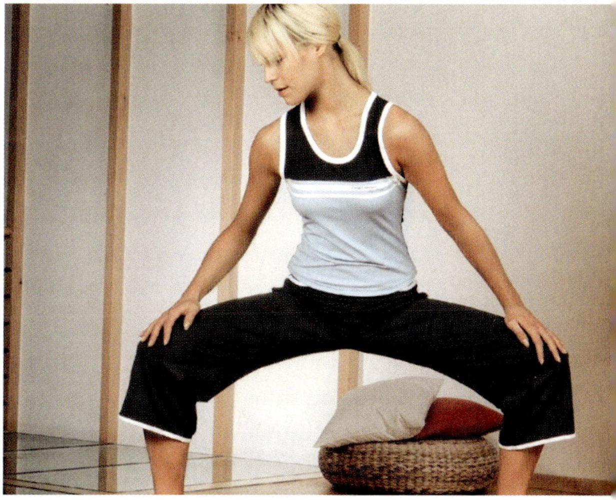

4 Haben Sie die vorgegebene Wiederholungszahl erreicht, gehen Sie zurück in die Ausgangsposition. Bedenken Sie, dass es gerade bei den Anfangsübungen neben der eigentlichen Übungsbewegung vor allem darauf ankommt, die Pilates-Prinzipien zu erlernen.
Die nächste Übung beginnt in der gleichen Ausgangsposition wie diese Übung.
Wenn Ihre Beine müde werden, stehen Sie kurz auf und entlasten Sie die Oberschenkelmuskulatur.

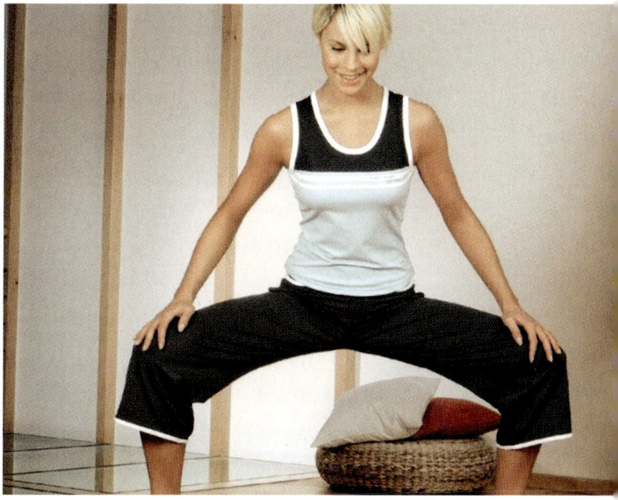

Übung 2 für Anfänger

Trainingsziele	Stabilisierung des gesamten Körpers
	Kräftigung von Schulter-, Rücken- und Beinmuskulatur
Wiederholungen	15 bis 20

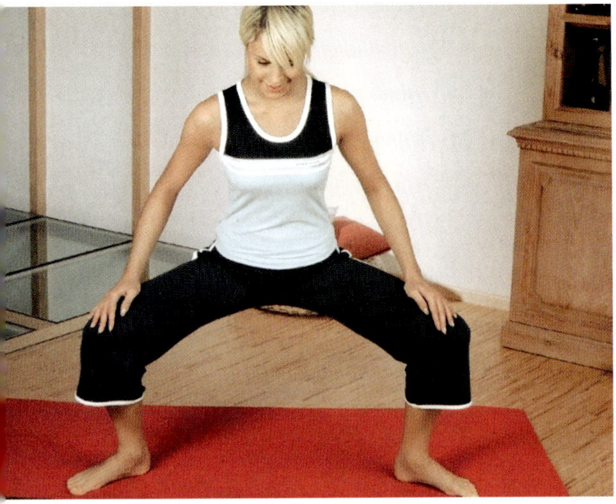

1 Sie befinden sich aus der vorhergehenden Übung in der Ausgangsstellung. Kontrollieren Sie Ihre Körperposition: leichte Grätschstellung der Beine, die Fußspitzen nach außen, die Knie gebeugt, die Hände stützen sich auf die Oberschenkel. Achten Sie auf die Körperhaltung: Kinn zur Brust, Schultern nach unten, Becken in Neutralstellung. Aktivieren Sie Ihr »Powerhouse«, indem Sie Ihren Bauchnabel zur Wirbelsäule ziehen. Konzentrieren Sie sich zusätzlich auf Ihre Atmung!

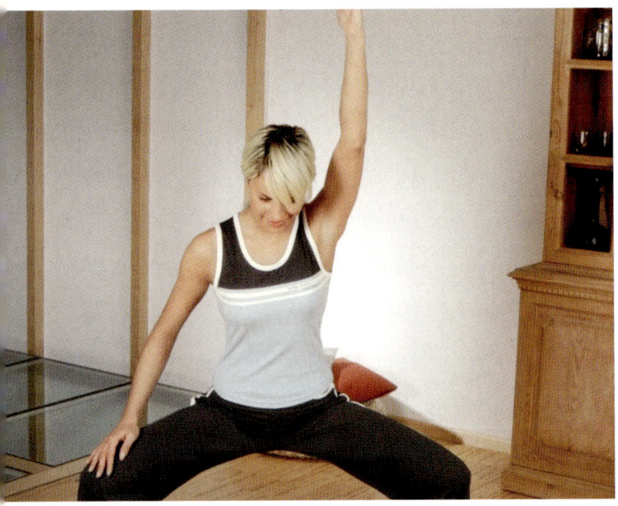

2 Aus der Ausgangsposition führen Sie nun ganz langsam den linken Arm am Kopf vorbei nach oben. Der Arm ist leicht gebeugt, nicht komplett durchgestreckt, und soll in Verlängerung der Wirbelsäule gehalten werden. Entscheidend ist, dass Sie Ihre Ausgangsposition nicht verändern und stabil bleiben. Beinstellung, Stellung von Wirbelsäule und Kopf bleiben unverändert.

Ein gesunder Rücken

Rückenschmerzen sind heute in allen Berufsgruppen weit verbreitet. Mehr als die Hälfte aller Deutschen leidet darunter. Der Grund dafür ist unsere moderne Lebensweise: Zu viel Sitzen und Stehen und dadurch eine einseitige Belastung, zu wenig Kräftigung der Muskulatur durch körperliche Beanspruchung.

3 Führen Sie anschließend auch den rechten Arm langsam nach oben. Auch jetzt gilt: Körperposition beibehalten – Beine, Kopf und Wirbelsäule bleiben unverändert! Beide Arme befinden sich in einer U-Position.
Kontrollieren Sie vor Ihrem geistigen Auge oder vor einem Spiegel diese Stellung. Vergessen Sie nicht, die Rumpfspannung zu halten. Es macht nichts, wenn die Arme am Anfang nicht die gleiche Höhe erreichen, entscheidend ist die Körperspannung.

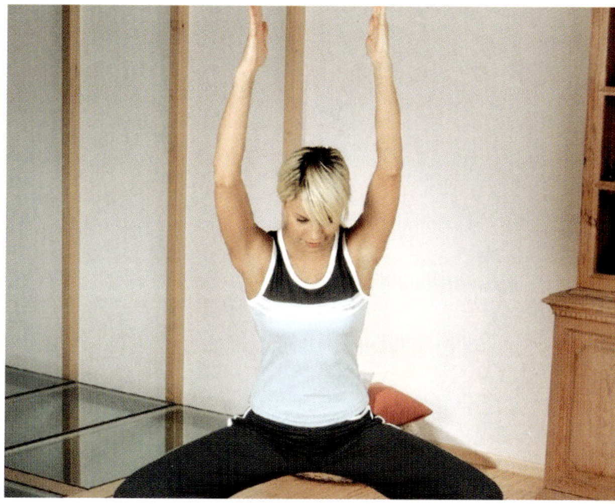

4 Kehren Sie zurück in die Ausgangsposition. Stützen Sie beide Hände leicht auf die Oberschenkel. Wiederholen Sie diese Übung etwa 15 bis 20 Mal.
Konzentrieren Sie sich ganz besonders auf Ihre Atmung. Atmen Sie ganz langsam ein, bis beide Arme oben sind. Atmen Sie langsam aus, bis die Arme wieder in der Ausgangsstellung sind.
Für den Übergang zur nächsten Übung gehen Sie aus der Hockposition in den Kniestand.

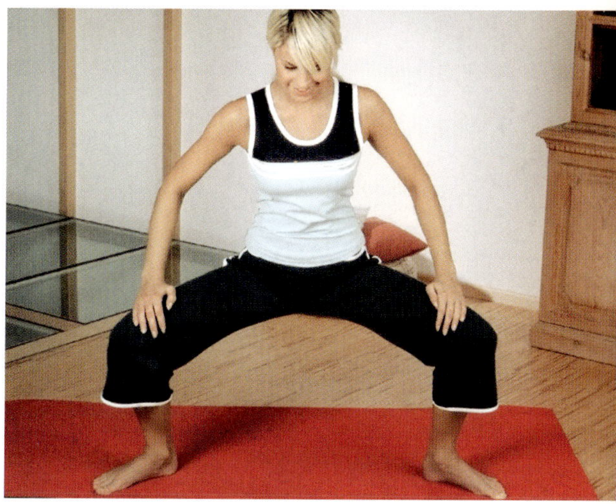

Übung 3 für Anfänger

Trainingsziele	Kräftigung und Mobilisierung der unteren Rückenmuskulatur
	Leichte Kräftigung der Armrückseite
Wiederholungen	40 bis 60 (4 bis 6 Atemzyklen)

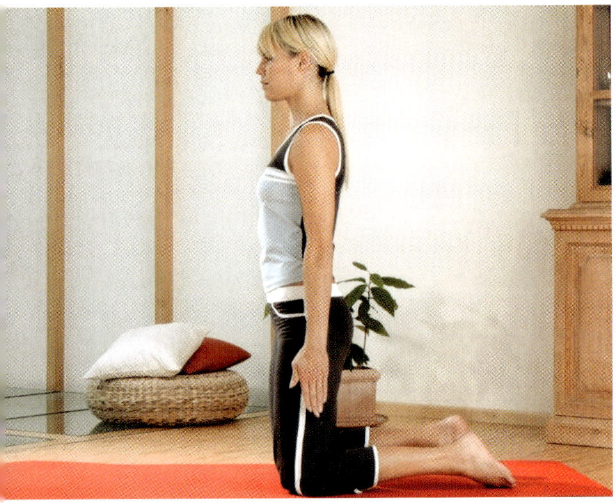

1 Ausgangsposition ist der Kniestand. Knien Sie sich mit aufrechtem Oberkörper auf eine Gymnastikmatte oder ein Kissen. Die Beine sind hüftbreit auseinander. Die Füße strecken Sie nach hinten. Knie, Hüfte und Schultern bilden eine Linie. Aktivieren Sie Ihr »Powerhouse«, und bringen Sie Ihr Becken in eine neutrale Stellung. Drücken Sie Ihre Schultern nach unten, und bringen Sie auch Ihre Halswirbelsäule in die neutrale Stellung. Atmen Sie ruhig und gleichmäßig.

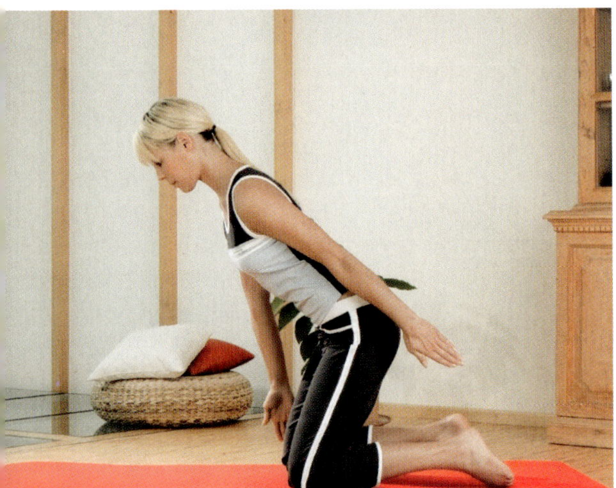

2 Beugen Sie Ihren Oberkörper nach vorne. Dabei senkt sich gleichzeitig Ihr Gesäß Richtung Ferse. Die Kopf-, Schulter- und Beckenstellung verändert sich nicht. Die Bewegung kommt fast ausschließlich aus der Hüfte. Die Arme sind seitlich neben dem Körper ausgestreckt.
Führen Sie nun den rechten Arm etwas nach vorn, den linken Arm etwas nach hinten. Der Bewegungsausschlag ist nicht sehr groß. 30 bis 40 Zentimeter sind ausreichend.

Darauf müssen Sie achten

Auch mit Pilates-Übungen können Sie bei falscher Ausführung Ihrem Körper schaden. Deshalb muss jeder Pilates-Übung die Prüfung der korrekten Körperhaltung vorausgehen: Ist mein Becken in neutraler Position? Sind die Bauchmuskeln vor Übungsbeginn angespannt (»Powerhouse«)?

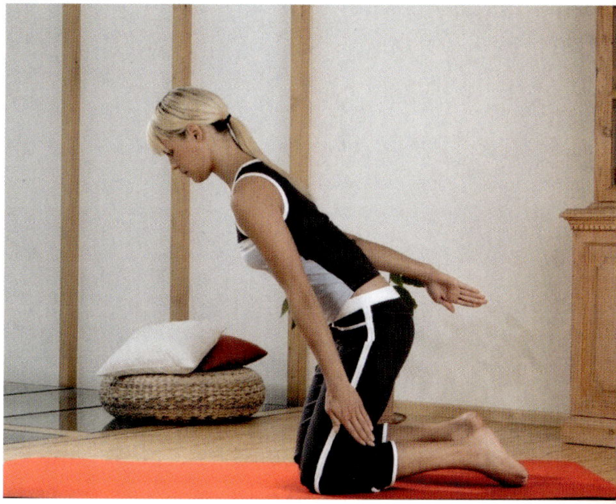

3 Sie halten Ihre Position und führen nun den rechten Arm nach hinten, den linken nach vorn. Diese Armbewegung findet abwechselnd statt. Sie darf und soll zügig durchgeführt werden. Diese wechselseitige Armbewegung wird von den tiefen Rückenmuskeln ausgeglichen. Deshalb ist es wichtig, dass Sie die Arme immer gestreckt halten und die Ellenbogen nicht beugen. Sollten sich die Schultern mitbewegen, haben Sie vergessen, Ihre Rumpfmuskulatur in Spannung zu halten.

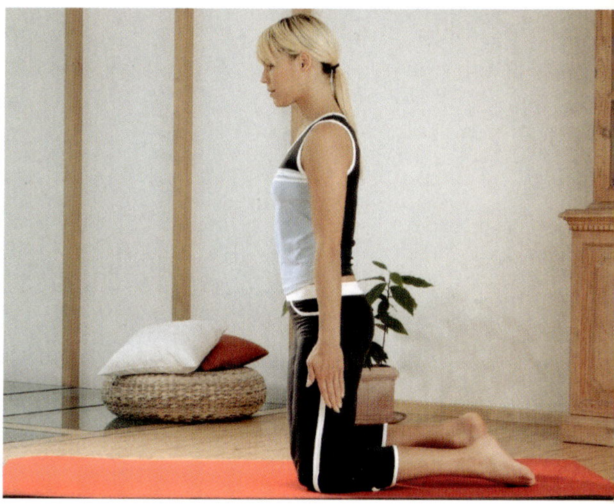

4 Die Geschwindigkeit der Bewegung erlaubt während eines Atemzyklus zehn Armbewegungen. Fünf beim Ein- und fünf beim Ausatmen. Insgesamt dauert die Übung vier bis sechs Atemzyklen lang.
Wenn Sie die vorgegebene Anzahl der Atemzyklen erreicht haben, gehen Sie wieder in die Ausgangsposition zurück. Stoppen Sie die Armbewegungen, und richten Sie sich in den Kniestand auf. Für die nächste Übung gehen Sie nach vorn in den Vierfüßerstand.

Übung 4 für Anfänger

Trainingsziele	Verbesserung der Beweglichkeit der Wirbelsäule
	Kräftigung der Arm- und Beinmuskulatur
Wiederholungen	20 bis 30

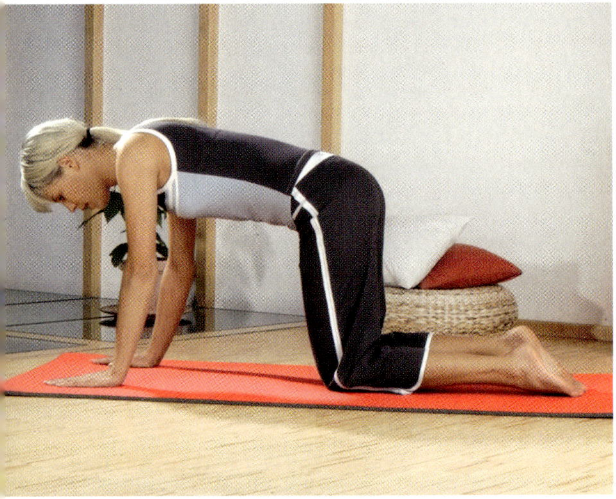

1 Sie gehen in die Bankstellung, auch Vierfüßerstand genannt. Stützen Sie sich mit den Händen auf die Matte. Arme und Oberschenkel stehen senkrecht zum Boden. Die Wirbelsäule ist in der Normalstellung. Machen Sie keinen Katzenbuckel und kein Hohlkreuz.
In Gedanken gehen Sie Ihre Körperposition durch. Haben Sie Ihr »Powerhouse« aktiviert (Bauchnabel zur Wirbelsäule)? Sind Ihre Schulterblätter nach unten gezogen? Ist die Halswirbelsäule in Normalstellung?

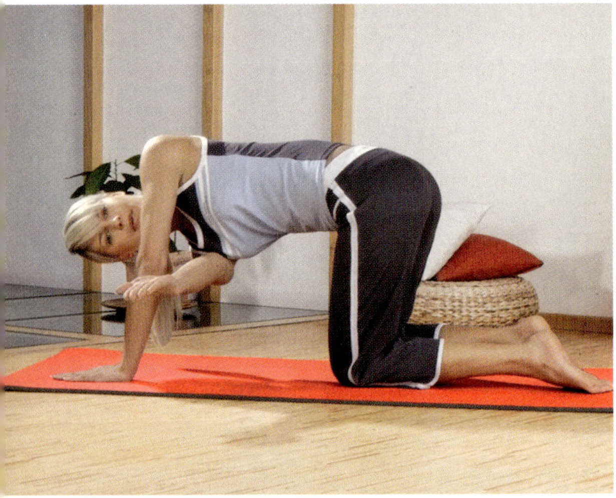

2 Strecken Sie den rechten Arm zwischen linkem Arm und linkem Bein durch. Dabei drehen Sie den Oberkörper nach links. Der Kopf dreht mit, und Sie schauen zur linken Seite. Bei dieser Übung sollten Sie besonders auf Ihr »Powerhouse« achten. Halten Sie es immer aktiv. Ziehen Sie den Bauchnabel zur Wirbelsäule. In der Endposition ziehen Sie den Oberkörper sanft etwas weiter. Dann gehen Sie zurück in die Ausgangsposition.

Nach Abschluss der Grundübungen

Wenn Sie die ersten vier Übungen beherrschen, können Sie die nächste Übung dazunehmen. Beherrschen heißt, dass Sie vor Ihrem inneren Auge Ihre Körperposition sehen und diese korrigieren können. Sie sind außerdem in der Lage, jederzeit Ihr »Powerhouse« aktiv zu halten.

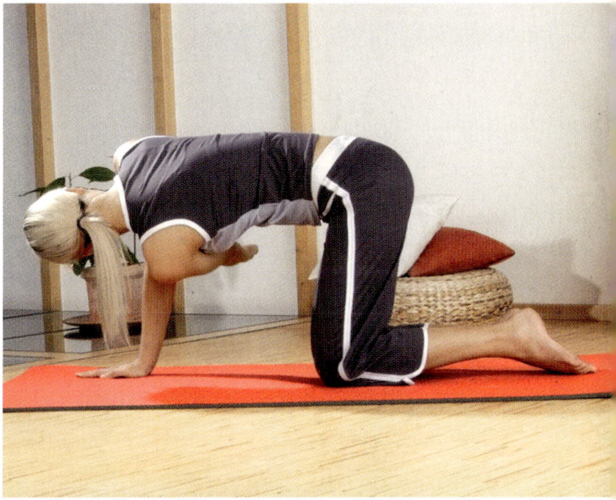

3 Nun ist die linke Seite dran. Strecken Sie den linken Arm zwischen rechtem Bein und rechtem Arm durch. Drehen Sie den Oberkörper und den Kopf mit nach rechts. Ziehen Sie in der Endposition den Oberkörper sanft noch etwas weiter. Achten Sie bei der Bewegung darauf, dass Ihr Becken stabil bleibt. Die Bewegung sollte nur im Oberkörper und der Wirbelsäule stattfinden, das heißt, das Becken sollte sich nicht bewegen, sondern ganz stabil bleiben.

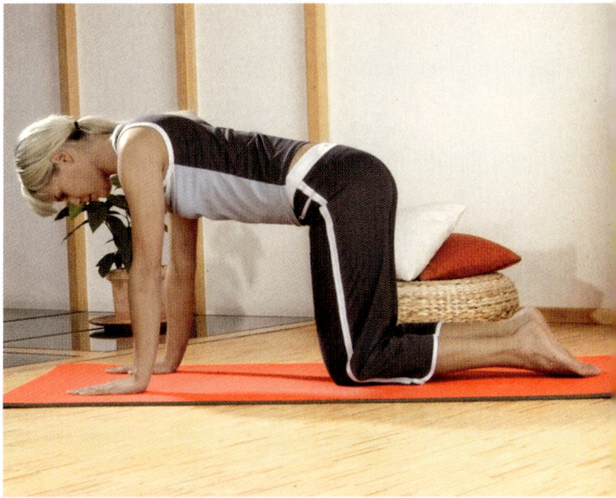

4 Gehen Sie zurück in die Ausgangsposition. Achten Sie auf Ihre Atmung. Wenn Sie den Arm seitlich zwischen Arm und Bein durchstrecken, atmen Sie aus. Wenn Sie in die Ausgangsposition zurückgehen, atmen Sie ein.
Wiederholen Sie die Bewegung insgesamt etwa 20 bis 30 Mal.
Für die nächste Übung können Sie in der Bankstellung bleiben.

Übung 5 für Anfänger

Trainingsziele	Stabilisierung der Wirbelsäule und des Schultergürtels
	Kräftigung der Bauch- und Beinmuskulatur
Wiederholungen	8 bis 12 • 10 Sekunden Pause

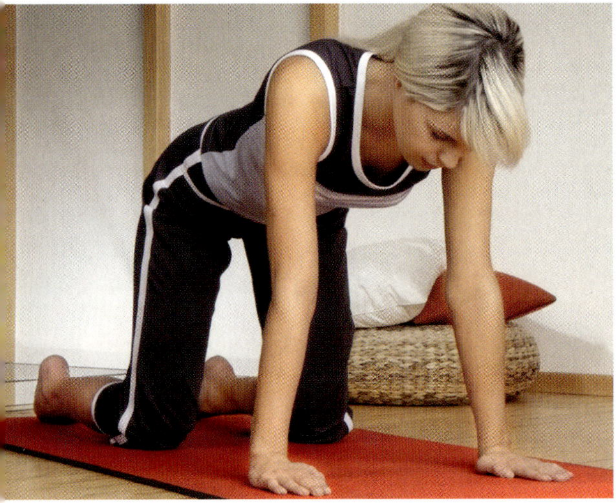

1 Sie befinden sich aus der vorherigen Übung bereits in der Bankstellung. Stützen Sie sich mit den Händen auf den Boden. Arme und Oberschenkel sind senkrecht zum Boden. Die Wirbelsäule ist in der Normalstellung. In Gedanken gehen Sie Ihre Körperposition durch und kontrollieren sich. Haben Sie Ihr »Powerhouse« aktiviert (Bauchnabel zur Wirbelsäule)? Sind Ihre Schulterblätter nach unten gezogen? Ist die Halswirbelsäule in Normalstellung?

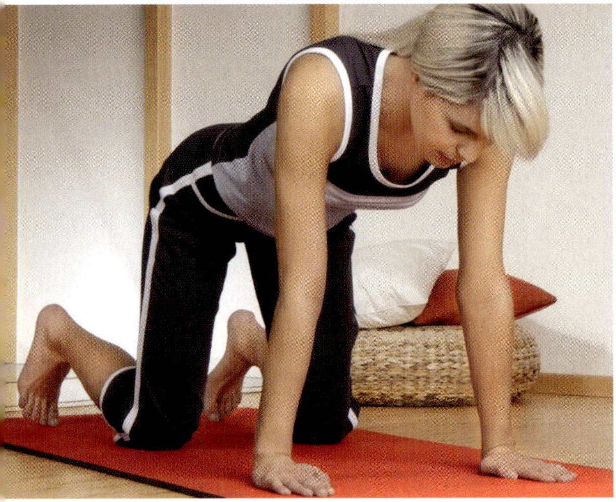

2 Ziehen Sie Ihre Fußspitzen an, stellen Sie die Zehen auf den Boden. Spannen Sie Ihre Bauchmuskulatur an, indem Sie versuchen, Knie und Hände einander anzunähern. Dabei findet keine äußerlich sichtbare Bewegung statt. Es handelt sich um eine reine Spannungsübung. Auch die Stellung Ihrer Wirbelsäule sollte sich nicht verändern.
Erst wenn Sie diese Position gut kontrollieren können, gehen Sie weiter zum nächsten Übungsschritt.

Auf die Atmung achten

Die ruhige und gleichmäßige Atmung ist ein ganz wesentlicher Bestandteil des Pilates-Trainings. In der Ruhephase wird durch die Nase eingeatmet, ausgeatmet wird durch den Mund mit der Bewegung oder Anspannung des Körpers. Bitte vermeiden Sie es unbedingt, die Luft anzuhalten!

3 Aus der stabilisierten Position heraus drücken Sie nun Ihre Knie vom Boden weg. Etwa zehn Zentimeter sind völlig ausreichend. Entscheidend ist jetzt, die Spannung der Bauchmuskulatur aufrechtzuerhalten. Ein sicheres Zeichen, dass die Spannung der Bauchmuskulatur fehlt, ist, wenn Sie beim Wegdrücken der Knie in ein Hohlkreuz fallen. Achten Sie auch auf Ihre Schulterblätter. Die Bewegung der Schulterblätter geht jeweils rechts und links nach außen.

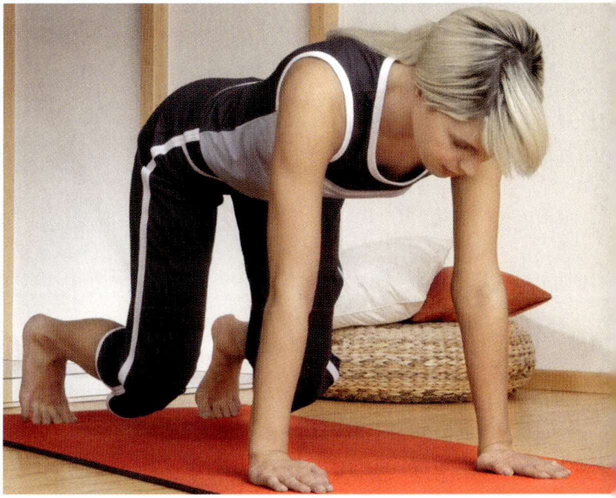

4 Halten Sie diese Position für 20 bis 30 Sekunden. Wenn Sie bereits vorher die Position nicht mehr korrekt halten können, setzen Sie ab. Kehren Sie zurück in die Ausgangsstellung. Erst wenn Sie Ihre Knie auf den Boden gesetzt haben, entspannen Sie Ihre Bauch- und Beinmuskulatur. Machen Sie zehn Sekunden Pause und acht bis zwölf Wiederholungen.
Für die nächste Übung bleiben Sie in der Bankstellung.

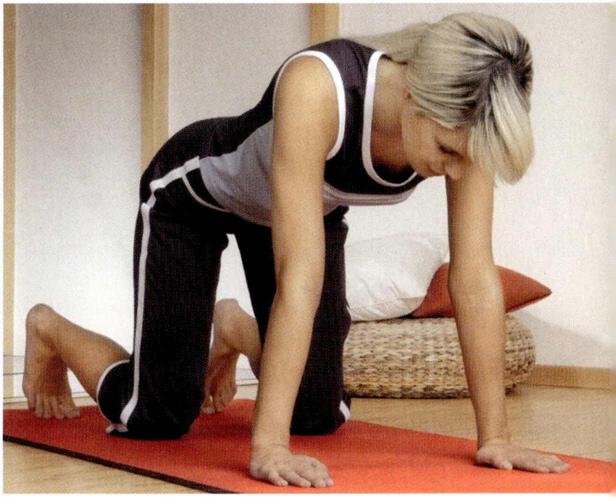

Übung 6 für Anfänger

Trainingsziele	Kräftigung der Rückenmuskulatur
	Kräftigung der Schultermuskulatur
Wiederholungen	20 bis 30

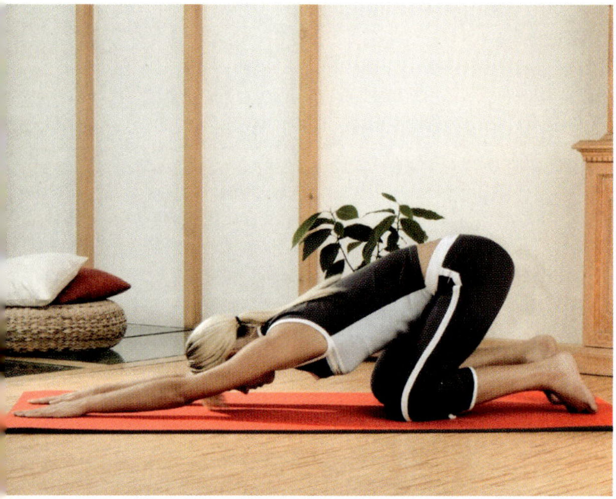

1 Verlagern Sie Ihr Körpergewicht aus der Bankstellung nach hinten. Der Winkel der Oberschenkel zum Boden beträgt etwa 70 bis 80 Grad. Strecken Sie Ihre Arme so weit wie möglich auf dem Boden nach vorn. Becken, Wirbelsäule und Arme sollten eine Linie bilden. Halten Sie Ihren Kopf zwischen den Oberarmen, und blicken Sie zum Boden. Ihre Halswirbelsäule befindet sich in Neutralstellung. Ziehen Sie Ihre Schulterblätter nach unten und aktivieren Sie Ihr »Powerhouse«.

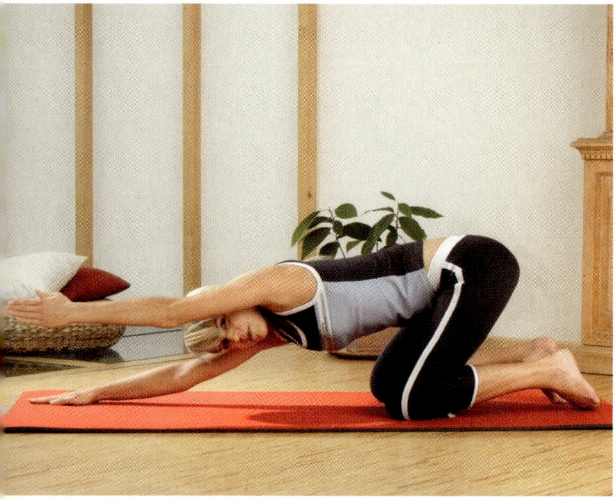

2 Kontrollieren Sie in Gedanken Ihre Ausgangsposition. Ihre Atmung darf durch die gebeugte Position nicht behindert sein.
Drehen Sie Ihren Oberkörper auf die linke Seite. Dabei geht der linke Arm nach oben. Die Drehbewegung beginnt an der Wirbelsäule und nicht mit dem Arm. Drehen Sie nur so weit, dass Ihr Becken in der stabilen Ausgangsposition bleibt. Ihre Rückenmuskulatur wird jetzt aktiviert. Kontrollieren Sie trotzdem Ihr »Powerhouse«.

Langsam steigern

Wenn es mit der sauberen Bewegungsausführung nicht sofort klappt, lassen Sie sich Zeit. Sie müssen nicht in jeder Trainingseinheit eine neue Übung dazunehmen; erst, wenn Sie eine beherrschen, ist es Zeit dafür, die nächste dazuzunehmen. Sie werden einen größeren Trainingseffekt erzielen, wenn Sie Geduld haben.

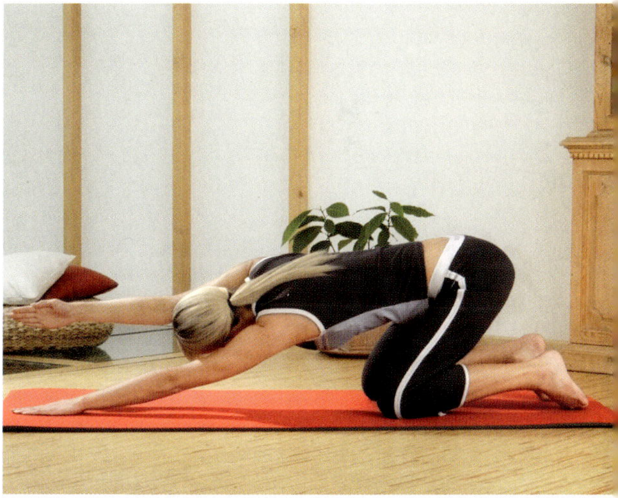

3 Drehen Sie die Wirbelsäule wieder in die Ausgangsposition, und setzen Sie den linken Arm ab. Drehen Sie Ihren Oberkörper auf die rechte Seite. Der rechte Arm kommt nach oben. Die Drehbewegung beginnt wieder an der Wirbelsäule. Drehen Sie nur so weit, dass Ihr Becken in der stabilen Ausgangsposition bleibt.
Beim Hochdrehen atmen Sie ein, beim Absetzen atmen Sie aus. Führen Sie die Bewegung langsam im Rhythmus Ihrer Atmung aus.

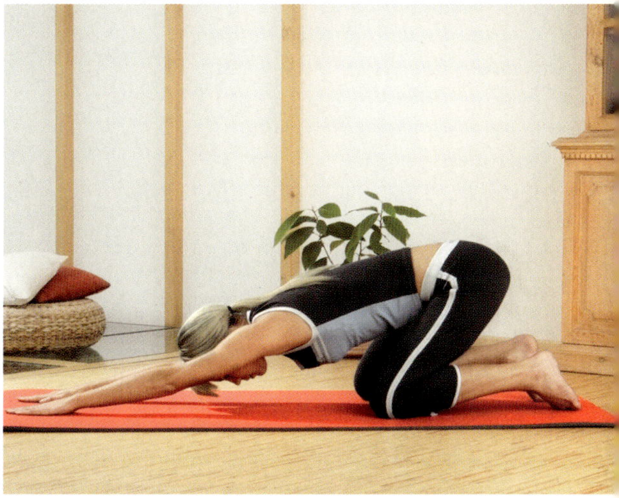

4 Drehen Sie den Oberkörper zurück in die Ausgangsposition. Setzen Sie den rechten Arm ab. Sie haben nun einen kompletten Bewegungsablauf absolviert.
Halten Sie die stabile Ausgangsposition weiter, und wiederholen Sie den gesamten Bewegungsablauf 20 bis 30 Mal.
Kommen Sie anschließend zurück in die Bankstellung, und legen Sie sich auf die Seite.

Übung 7 für Anfänger

Trainingsziele	Kräftigung der seitlichen Rumpfmuskulatur
	Kräftigung der seitlichen Beinmuskulatur
Wiederholungen	15 bis 20 pro Seite

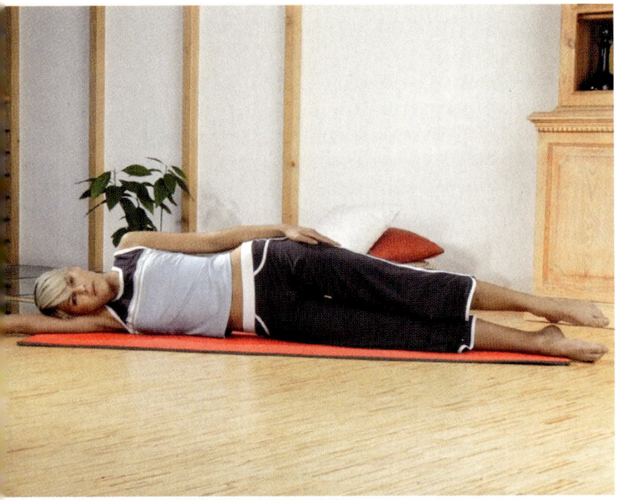

1 Legen Sie sich ganz entspannt auf die rechte Seite. Ihr Becken und die Schultern liegen senkrecht zum Boden. Der rechte Arm ist nach oben gestreckt. Legen Sie die Beine übereinander, und machen Sie den unten liegenden rechten Arm ganz lang. Ihr Kopf ruht auf dem rechten Arm. Der linke Arm liegt entspannt auf Ihrer linken Körperhälfte.
Gehen Sie in Gedanken den genauen vor Ihnen liegenden Bewegungsablauf durch.

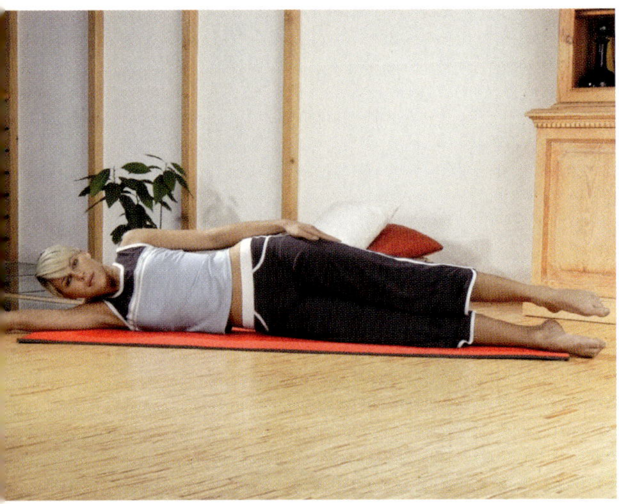

2 Beginnen Sie die Bewegung, indem Sie zunächst Spannung aufbauen. Heben Sie dazu als Erstes Ihren Kopf an. Kontrollieren Sie vor Ihrem inneren Auge die Stellung der Halswirbelsäule. Sie soll sich in Normalstellung parallel zum Boden befinden.
Aktivieren Sie jetzt Ihr »Powerhouse«. Ziehen Sie Ihren Bauchnabel zur Wirbelsäule. Ziehen Sie Ihre Schulterblätter nach unten. Versuchen Sie, in Ihrem ganzen Körper Spannung aufzubauen und zu halten!

Verkrampfungen vermeiden

Gerade bei Anfängern kann es anfangs zu Verkrampfungen kommen – wir kennen diese Empfindung vor allem vom Wadenkrampf. Unterbrechen Sie bitte sofort die Übung, und dehnen Sie die Muskulatur, indem Sie beispielsweise die Beine durchstrecken und die Zehen zu sich heranziehen!

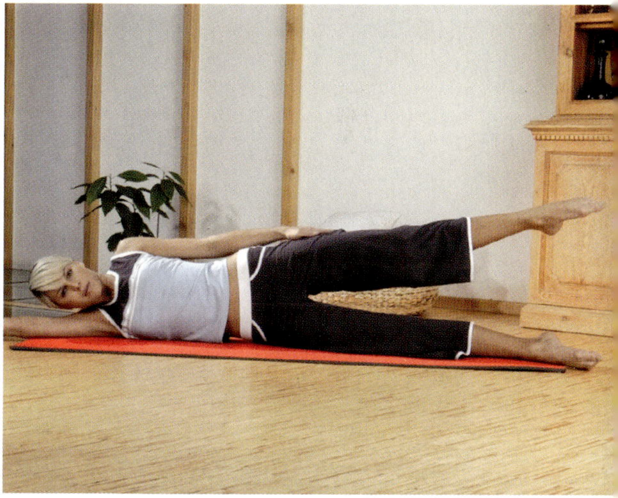

3 Aus dieser stabilisierten Ausgangsposition heben Sie nun das linke Bein nach oben. Drehen Sie dabei die Füße etwas nach außen. Das linke Bein ist ganz gestreckt. Heben Sie das Bein nur so weit, dass Sie im Becken nicht ausweichen müssen.
Versuchen Sie ständig, Ihre Körperspannung aufrechtzuerhalten. Wenn ein Muskelbereich (Hals-/Nackenbereich oder Hüfte) ermüdet, gehen Sie zum nächsten Schritt.

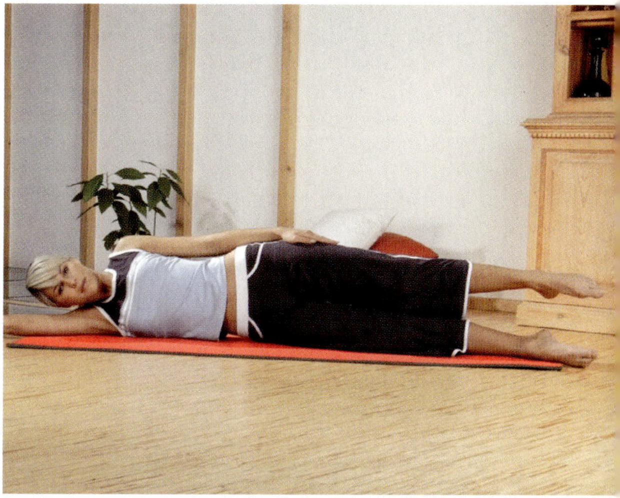

4 Senken Sie das linke Bein wieder, setzen Sie es aber nicht ganz ab. Die Muskelspannung soll erhalten bleiben. Wiederholen Sie diese Bewegung etwa 15 bis 20 Mal.
Das Bewegungstempo sollte Ihrem Atemrhythmus entsprechen. Wenn Sie die vorgegebene Wiederholungszahl durchgeführt haben, setzen Sie das Bein ab. Drehen Sie sich nun auf die rechte Seite, und absolvieren Sie Ihre Wiederholungen.
Für die nächste Übung drehen Sie sich auf den Rücken.

Übung 8 für Anfänger

Trainingsziele	Kräftigung der schrägen Bauchmuskulatur
	Kräftigung der vorderen Hüftmuskulatur
Wiederholungen	10 bis 20 pro Seite

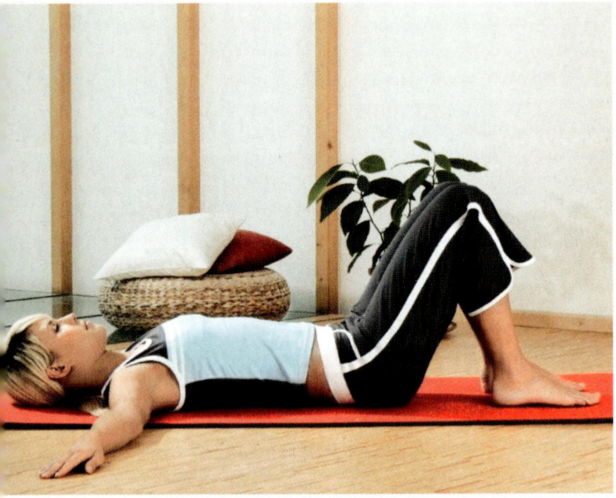

1 Aus der vorherigen Übung liegen Sie bereits auf dem Rücken. Ziehen Sie zunächst Ihre Beine an. Die Fußsohlen haben vollen Bodenkontakt. Ihr Becken befindet sich in Neutralstellung. Wenn Ihre Hand gerade noch zwischen Boden und Lendenwirbelsäule passt, stimmt die Beckenstellung. Strecken Sie zunächst beide Arme schräg nach oben. Führen Sie den linken Arm seitlich an den Kopf. Ihre Hand bedeckt die Schläfe. Atmen Sie ruhig und gleichmäßig.

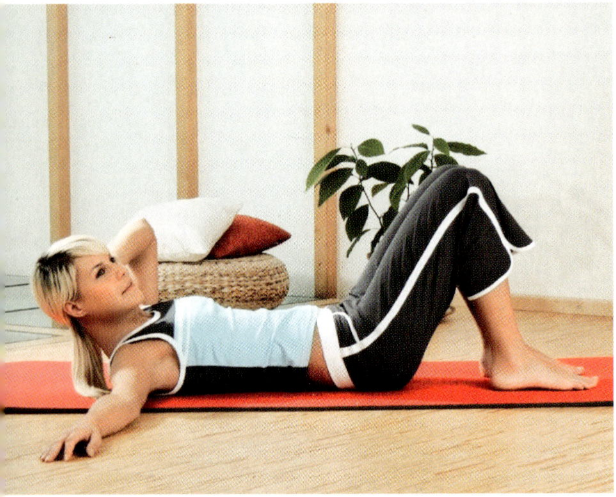

2 Aktivieren Sie Ihr »Power-House«: Ziehen Sie Ihren Bauchnabel in Richtung Wirbelsäule. Heben Sie die linke Schulter vom Boden ab, und führen Sie sie in Richtung des rechten Kniegelenks. Dabei dreht sich Ihre Wirbelsäule nach rechts. Ihre Lendenwirbelsäule darf jetzt den Boden berühren.
Die Stellung der Arme und des Kopfes bleibt unverändert. Die linke Hand soll den Kopf lediglich führen, die Schultern aber nicht mit Kraft nach oben ziehen!

Geben Sie sich Zeit

Machen Sie sich keine Sorgen, wenn es Ihnen anfänglich nicht gleich gelingt, Bewegungsfluss und Atmung in Gleichklang zu bekommen. Sobald die Bewegungen harmonisch werden, wird Ihnen die Koordination zwischen Atmung und Spannung beziehungsweise Entspannung leichter fallen.

3 Gehen Sie so weit nach oben, bis Sie den Punkt maximaler Spannung spüren. Ihre Lendenwirbelsäule hat Kontakt zum Boden. Keinesfalls dürfen Sie im Becken ausweichen. Im höchsten Punkt endet das Ausatmen, das mit der Aufwärtsbewegung begonnen hat.
Gehen Sie langsam zurück. Halten Sie weiter Ihr »Powerhouse« aktiv. Konzentrieren Sie sich in erster Linie auf Ihre Bauchmuskulatur. Das linke Schulterblatt hat in dieser Phase noch keinen Bodenkontakt.

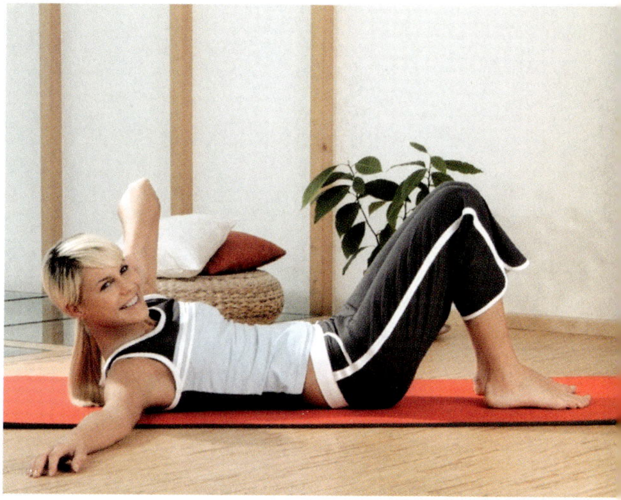

4 Nähern Sie sich wieder der Ausgangsposition. Das linke Schulterblatt bekommt Bodenkontakt, die Wirbelsäule dreht sich in die Ausgangsstellung zurück.
Setzen Sie Arm und Kopf nicht ab! Gehen Sie nur so weit zurück, dass die Spannung in der Bachmuskulatur erhalten bleibt. Wiederholen Sie diese Bewegung zwischen 10 und 20 Mal, und wechseln Sie dann die Seite. Legen Sie sich für die nächste Übung entspannt auf den Rücken.

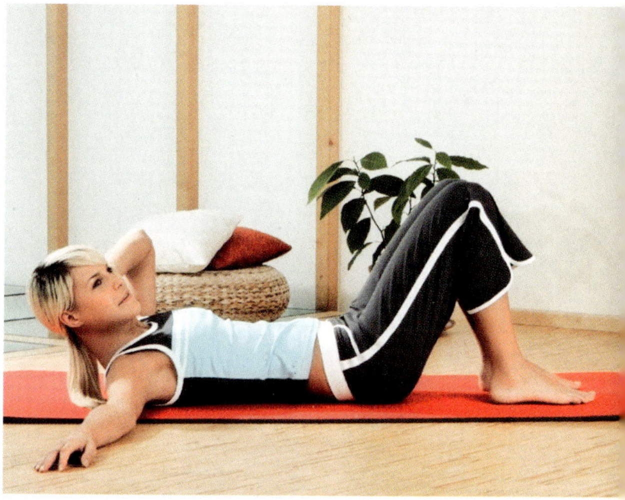

Übung 9 für Anfänger

Trainingsziele	Kräftigung der Rücken- und Gesäßmuskulatur
	Kräftigung der Oberschenkelvorderseite
Wiederholungen	20 bis 30

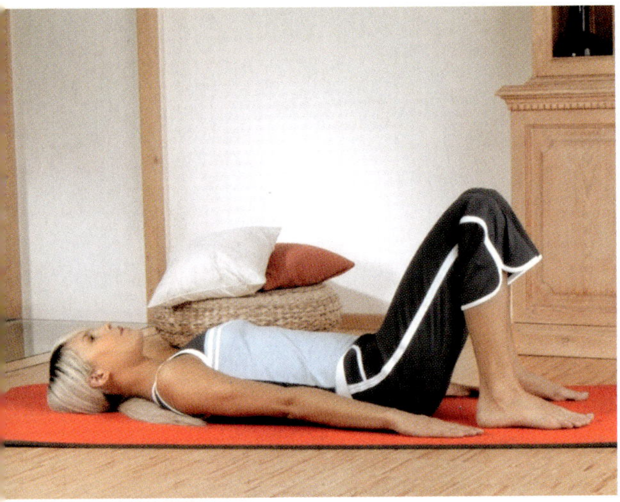

1 Sie liegen entspannt auf dem Rücken. Ziehen Sie Ihre Beine zu sich her. Die Fußsohlen haben vollen Bodenkontakt und stehen etwa hüftbreit auseinander. Ihr Becken befindet sich in Neutralstellung. Ihre Hand sollte gerade noch zwischen Boden und Lendenwirbelsäule passen. Legen Sie die Arme seitlich neben den Körper. Die Handflächen weisen zum Boden. Kontrollieren Sie, ob sich Ihre Halswirbelsäule in Neutralstellung befindet. Atmen Sie ruhig und gleichmäßig.

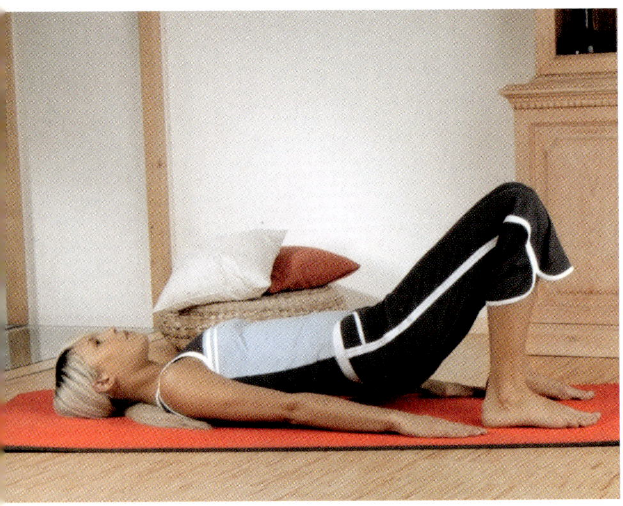

2 Spannen Sie Ihre Rumpfmuskulatur an. Das ist bei dieser Übung besonders wichtig.
Heben Sie Ihr Becken etwas vom Boden ab. Dabei soll sich die Stellung des Beckens zur Lendenwirbelsäule nicht verändern. Die Bewegung kommt in erster Linie aus den Hüftgelenken. Ihr Körpergewicht ruht auf den Fußsohlen und den Schulterblättern. Der Kopf übernimmt keine Körperlast. Üben Sie mit den Händen und Armen keinen Druck auf den Boden aus.

In der Ruhe liegt die Kraft

Gehen Sie Ihr Training in Ruhe an! Jede Übung muss langsam und kontrolliert durchgeführt werden. So kann der Körper sich auf die neue Art der Bewegung einstellen, und Schmerzen und Schädigungen können vermieden werden. Dies ist besonders bei körperlichen Beschwerden sehr wichtig.

3 Heben Sie das Becken weiter nach oben an. In der Endposition dieser Übung befinden sich Knie, Hüfte und Schultern auf einer Linie. Drücken Sie sich nicht ins Hohlkreuz! Wenn Ihr »Powerhouse« immer noch aktiv ist, besteht diese Gefahr aber kaum. Kontrollieren Sie, ob Ihr Becken in der Neutralstellung ist.
Auch diese Bewegung sollten Sie im Rhythmus Ihrer Atmung absolvieren. Wenn Sie die Hüfte nach oben anheben, atmen Sie ruhig aus. Bei der Abwärtsbewegung atmen Sie ein.

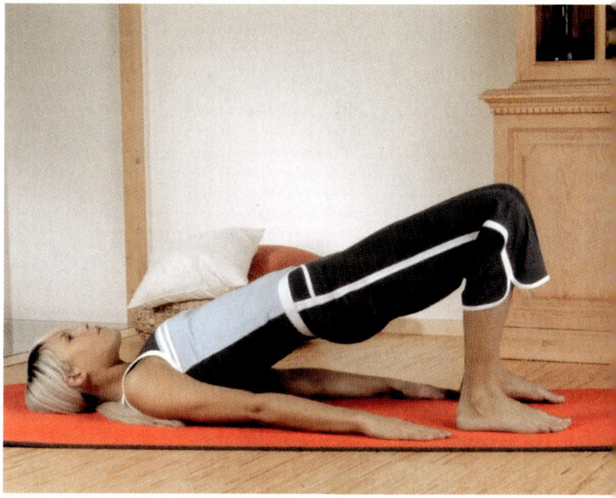

4 Senken Sie Ihr Becken langsam zum Boden, setzen Sie es aber nicht ab. Zwischen Gesäß und Boden sollte in jedem Fall noch Ihre Hand passen. Nur so halten Sie die Muskelspannung für die nächsten 20 bis 30 Wiederholungen.
Wenn Sie bereits vorher im Becken ausweichen oder Ihre Rückenmuskulatur ermüdet, beenden Sie die Übung. Setzen Sie Ihr Becken ganz ab. Atmen Sie gleichmäßig weiter. Drehen Sie sich für die nächste Übung auf den Bauch.

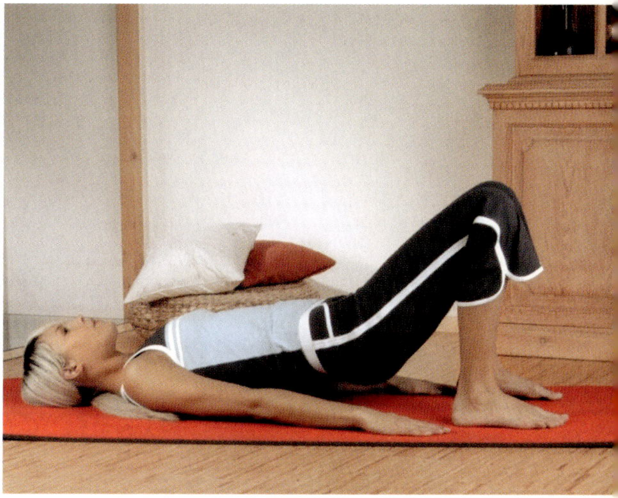

Übung 10 für Anfänger

Trainingsziele	Kräftigung der Rücken- und Gesäßmuskulatur
	Kräftigung der Oberschenkelrückseite
Wiederholungen	15 bis 20 pro Seite

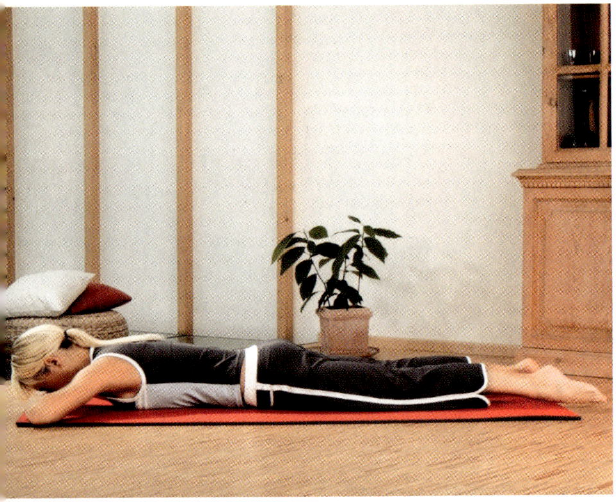

1 Legen Sie sich auf den Bauch. Die Beine sind gestreckt und nicht ganz geschlossen. Die Füße liegen etwa hüftbreit auseinander. Nehmen Sie die Arme nach vorn, und verschränken Sie die Hände unter der Stirn. Legen Sie Ihren Kopf auf die Hände. Ziehen Sie Ihre Schulterblätter aktiv nach unten in Richtung Gesäß. Bei dieser Übung besonders wichtig: Ihr »Powerhouse« ist aktiv und stabilisiert Ihre Wirbelsäule.
Atmen Sie gleichmäßig ein und aus, bevor Sie mit der Übung beginnen.

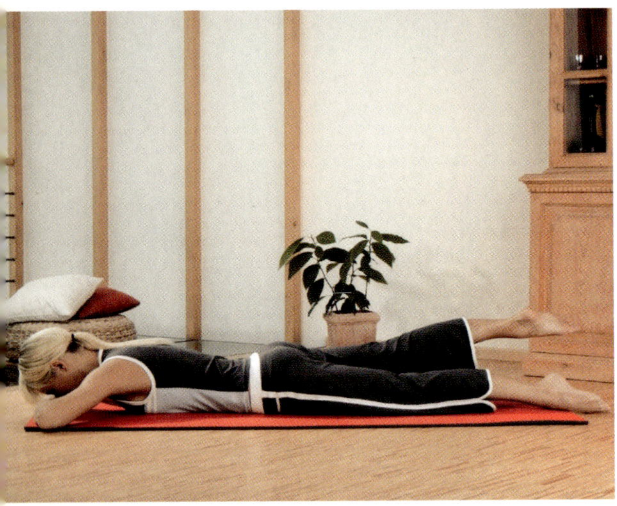

2 Heben Sie das rechte Bein an. Die Fußspitze ist gestreckt und leicht nach außen gedreht. Die Bewegung muss langsam erfolgen, keinesfalls schwunghaft.
Sie können Ihr Bein so weit nach oben anheben, wie Sie nicht im Becken ausweichen. Spüren Sie, wie Ihr Beckenknochen auf dem Boden aufliegt. Er darf den Kontakt nicht verlieren.
Wenn Sie Ihr »Powerhouse« unter Spannung halten, vermeiden Sie, dass Sie ins Hohlkreuz fallen.

Eine besondere Relax-Idee

Verharren Sie nach dem Ende Ihres Trainings noch ein paar Minuten in der Ruheposition, gönnen Sie sich eine kleine Pause vom Alltag mit toller Musik und Kerzenlicht. Spüren Sie der Entspannung Ihres Körpers Muskel für Muskel nach. Denken Sie dabei an schöne Dinge und frohe Erlebnisse.

3 Führen Sie das rechte Bein langsam zum Boden, und setzen Sie es ab. Heben Sie das linke Bein an. Der linke Fuß ist gestreckt und leicht nach außen gedreht.
Wenn Sie unsicher sind, absolvieren Sie die Übung lieber vor einem Spiegel, oder lassen Sie sich von einem Trainingspartner kontrollieren. Das Bewegungstempo orientiert sich wieder an der Atmung. Während Sie langsam einatmen, heben Sie ein Bein, während Sie ausatmen, senken Sie es wieder.

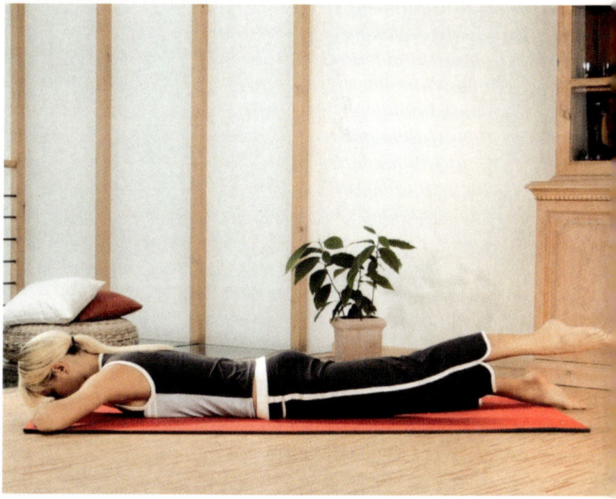

4 Setzen Sie auch das linke Bein wieder auf dem Boden ab, und wiederholen Sie diesen Bewegungsablauf insgesamt 15 bis 20 Mal pro Bein. Es ist wichtig, dass während dieser Wiederholungen Ihre gesamte Rumpfmuskulatur immer angespannt bleibt.
Wenn Sie die Übung beendet haben, bleiben Sie auf dem Bauch liegen. Atmen Sie gleichmäßig und ruhig weiter, und entspannen Sie.
Wenn Sie möchten, schließen Sie Ihr Training mit den Dehnübungen ab.

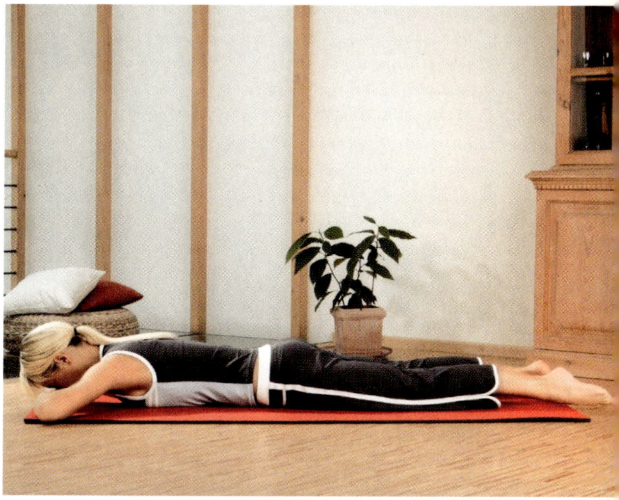

So ist unser Übungsprogramm aufgebaut

Unterteilung nach Zielgruppen

Unser Pilates-Training ist nach Zielgruppen unterteilt. Wir unterscheiden Anfänger, Fortgeschrittene und Könner. Die einzelnen Übungen innerhalb dieser Programme unterscheiden sich vor allem hinsichtlich des Schwierigkeitsgrades: Leichte Übungen für Anfänger, schwere, körperlich anspruchsvolle Übungen für Könner.

Alle Übungsprogramme sind progressiv aufgebaut. Das heißt für Sie: Die nächsten Übungen kommt erst dazu, wenn Sie die vorhergehenden Übungen beherrschen.

Die Trainingspraxis

Die Praxis sieht folgendermaßen aus:

- Beginnen Sie im Programm für Anfänger mit den ersten vier Übungen. Üben Sie so lange, bis Sie alle Übungen sauber beherrschen und fließend nacheinander ausführen können. Die fließenden Übergänge sind typisch für das Pilates-Training.
- Dann kommt Übung Nummer 5 dazu. Wenn Sie diese beherrschen, Übung Nummer 6 und so weiter.
- Dabei gibt es keine zeitliche Vorgabe, wann Sie alle Übungen des Programms für Anfänger beherrschen sollten. Nehmen Sie sich die Zeit, die Sie brauchen.
- Beherrschen Sie schließlich alle Anfängerübungen fließend, können Sie zum Übungsprogramm für Fortgeschrittene wechseln.
- Dort beginnen Sie wieder mit den ersten vier Übungen und nehmen jeweils die nächste dazu, wenn Sie die vorhergehende sicher beherrschen.
- Irgendwann wechseln Sie nach dem gleichen Prinzip zum Übungsprogramm für Könner.

Was Sie für Ihr Training brauchen

Im Prinzip können Sie Ihre Übungen überall machen: im Freien oder in der Wohnung, zu Hause oder auf Reisen. Die Umgebung sollte ruhig und angenehm temperiert sein, Ihre Kleidung bequem.

Eine etwas weichere Unterlage ist nützlich, da der blanke Boden oft zu hart ist. Eine Matte, eine Decke oder ein dickes Handtuch eignet sich auch gut zum Trainieren. Für manche Übungen brauchen Sie eine rutschfeste Unterlage.

Noch ein guter Rat

Wenn Sie nun alle zehn Übungen des Anfängerprogramms absolviert haben, vergegenwärtigen Sie sich noch einmal, dass es nicht darauf ankommt, wie viel Zeit Sie dafür benötigen. Manche Übungen werden Ihnen leichter fallen, dann können Sie schnell die nächste dazunehmen. Mit anderen Übungen werden Sie sich plagen. Dann sollten Sie so lange üben, bis Sie die Bewegungsausführung korrekt und präzise beherrschen. Mit übertriebener Eile schaden Sie sich nur.

» Übungen für Fortgeschrittene «

Sie haben schon fleißig geübt und beherrschen die Anfängerübungen? Dann geht es hier für Sie weiter – mit den zwölf besten Übungen für einen durchtrainierten und straffen Körper.

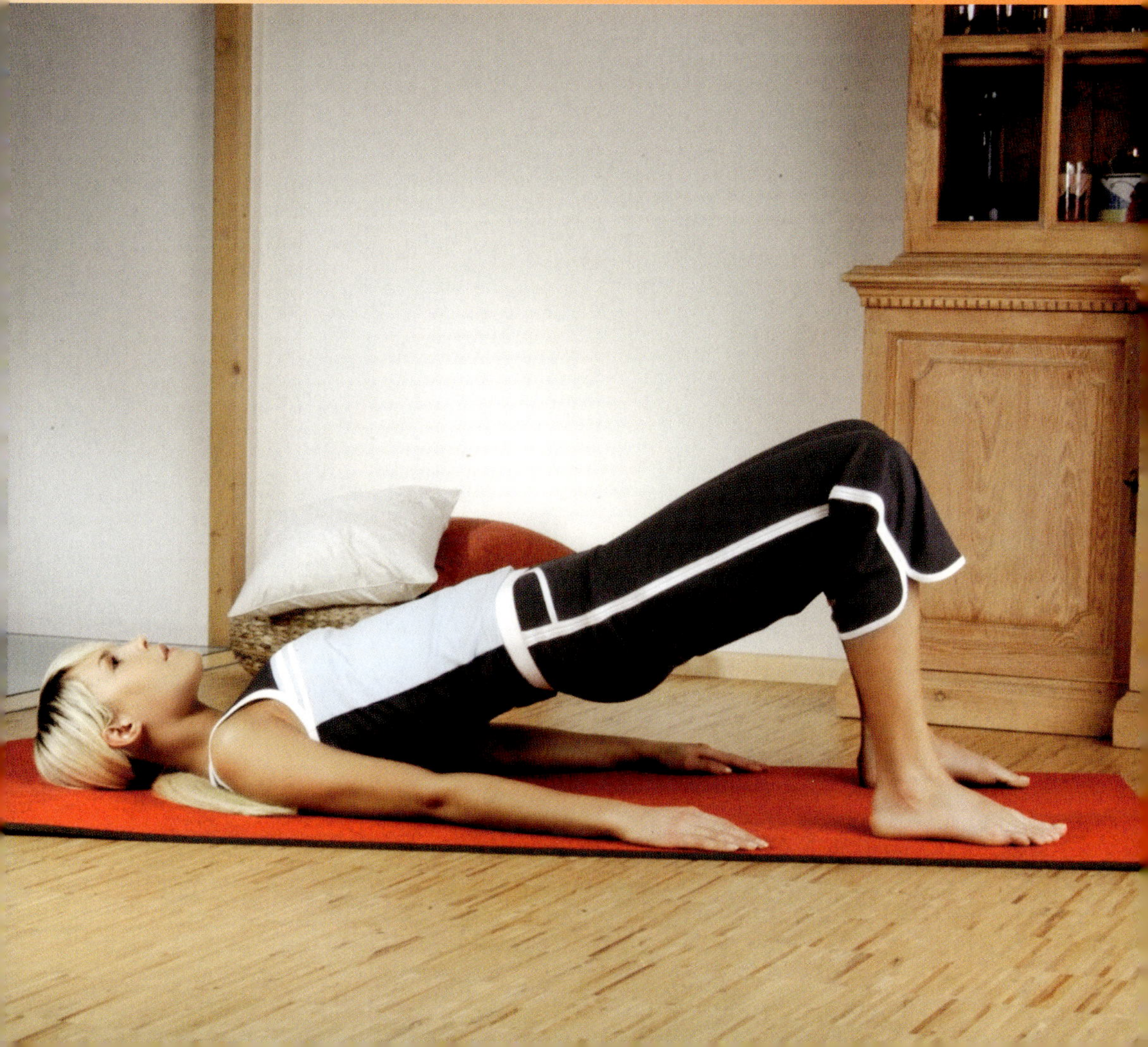

Übung 1 für Fortgeschrittene

Trainingsziele	Kräftigung der Rücken-, Bein- und Gesäßmuskulatur
	Kräftigung des Schultergürtels
Wiederholungen	3 bis 5 Atemzyklen · 3 bis 5 Durchgänge

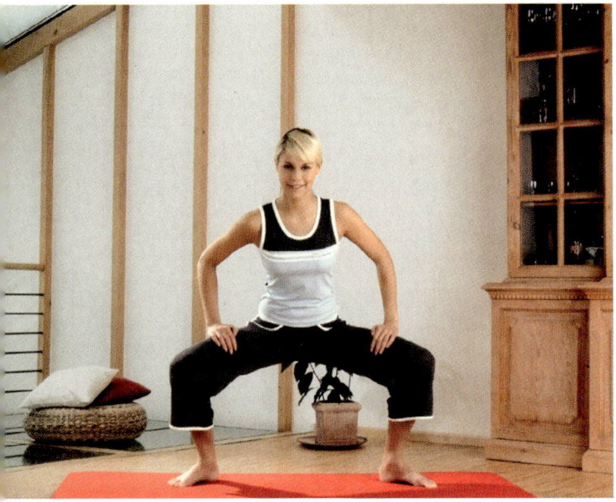

1 Gehen Sie in eine leichte Grätschstellung, und beugen Sie Ihre Knie. Die Fußspitzen zeigen nach außen. Stützen Sie sich mit den Händen auf die Oberschenkel.
Kontrollieren Sie die Stellung der einzelnen Körperpositionen. Ziehen Sie das Kinn zur Brust, und machen Sie Ihren Nacken lang. Ziehen Sie die Schultern nach unten, und finden Sie die Mitte der Beckenstellung. Beugen Sie Ihre Knie nicht mehr als 90 Grad. Die Knie sollten nicht über die Fußspitzen hinausragen.

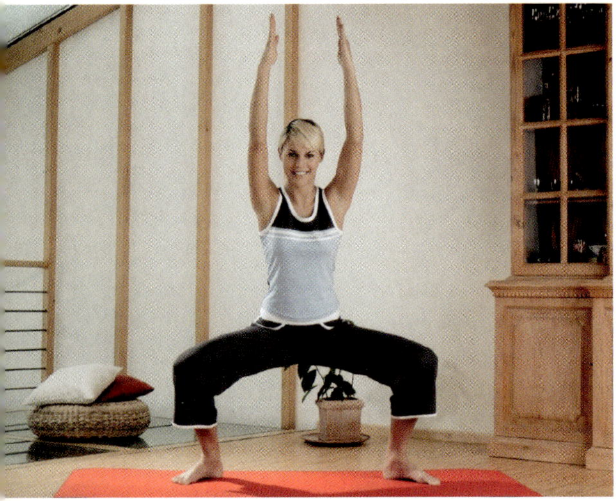

2 Beim Ausatmen aktivieren Sie das »Powerhouse«, indem Sie den Bauchnabel zur Wirbelsäule ziehen und Ihren Beckenboden anspannen (→ Seite 39). Führen Sie zuerst den rechten und dann den linken Arm nach oben. Die Arme sind gestreckt. Wirbelsäule, Kopf und Arme bilden eine Linie.
Entscheidend ist, dass Sie Ihre Ausgangsposition nicht verändern: Beine, Wirbelsäule und Kopf werden ganz ruhiggehalten. Atmen Sie langsam ein.

Die Vision von Joseph Pilates

»Nach zehn Stunden fühlen Sie sich besser, nach zwanzig Stunden sehen Sie besser aus, nach dreißig Stunden haben Sie einen neuen Körper.« Diese Worte fand Joseph Pilates, um die Bedeutung und Effizienz seines Trainings zu verdeutlichen. Geben Sie nicht auf, auch wenn's einmal besonders anstrengend wird!

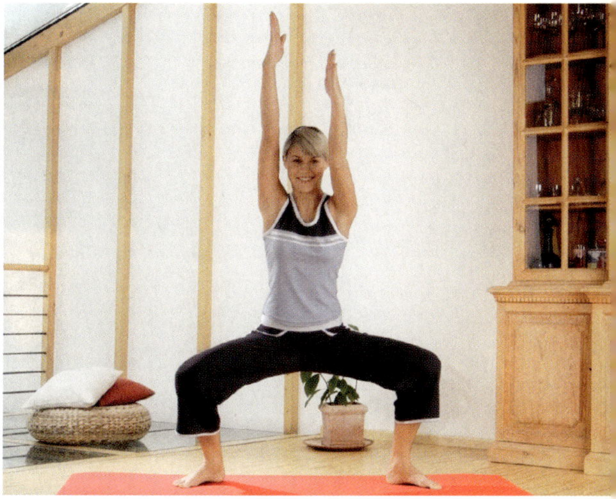

3 Beim nächsten Ausatmen beginnen Sie zügig bis schnell die gestreckten Arme gegengleich nach vorne und hinten zu bewegen. Das Bewegungsausmaß sollte relativ klein sein und etwa 20 bis 30 Zentimeter betragen. Die Arme bleiben gestreckt! Jetzt ist maximale Spannung gefragt, um den Körper stabil zu halten. Der Rumpf darf nicht mit den Armen mitbewegt werden. Atmen Sie drei bis fünf Sekunden ein und aus, und bewegen Sie die Arme drei bis fünf Atemzyklen.

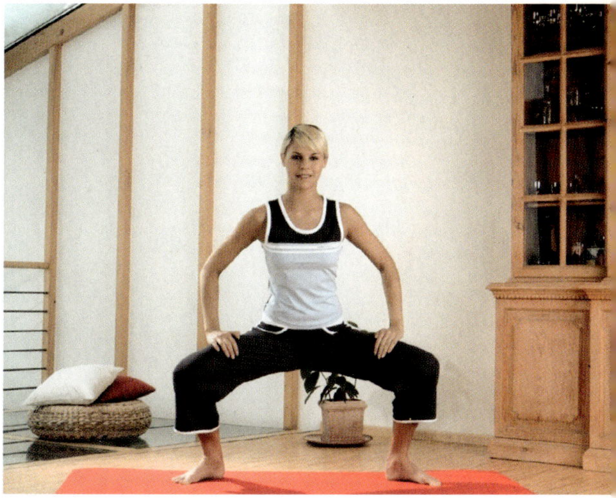

4 Gehen Sie anschließend in die Ausgangsstellung. Führen Sie nacheinander den linken und rechten Arm nach unten, und stützen Sie sich auf Ihre Knie. Konzentrieren Sie sich auf Ihre Körperhaltung und die seitliche Brustkorbatmung.
Nach etwa drei Atemzyklen kehren Sie zurück in die Übungsposition und absolvieren auf diese Weise insgesamt drei bis fünf Durchgänge.
Nach Ende der Übung wechseln Sie zur nächsten Ausgangsstellung: Gehen Sie in den Kniestand.

Übung 2 für Fortgeschrittene

Trainingsziele	Kräftigung der unteren Rückenmuskulatur
	Kräftigung der Armrückseite
Wiederholungen	4 bis 6 Atemzyklen

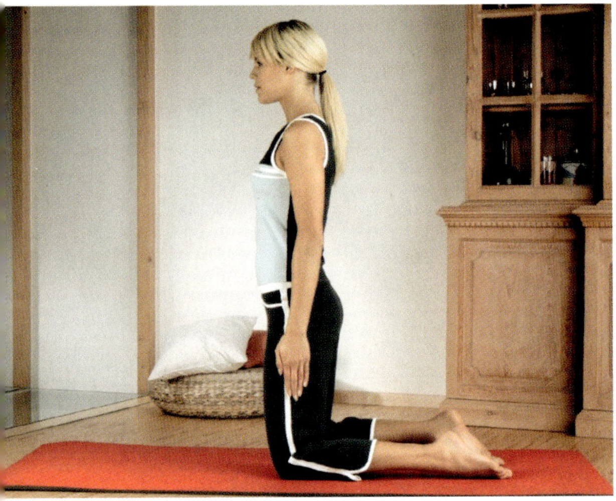

1 Die Ausgangsposition des Übungsprogramms ist der Kniestand. Knien Sie sich auf die Gymnastikmatte. Die Beine stehen hüftbreit auseinander, und Ihre Füße sind nach hinten gestreckt. Knie, Hüfte und Schultern bilden eine Linie. Ihr Becken ist in neutraler Stellung. Atmen Sie ruhig ein. Aktivieren Sie beim anschließenden Ausatmen Ihr »Powerhouse«. Beugen Sie sich langsam mit geradem Rücken nach vorn. Halten Sie dabei Ihren Kopf in Verlängerung der Wirbelsäule.

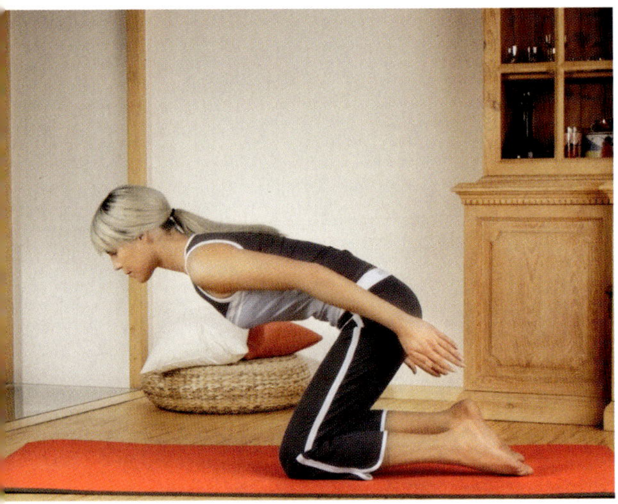

2 Beugen Sie sich so weit nach vorn, bis sich Ihr Oberkörper in der Waagerechten befindet. Kopf-, Schulter- und Beckenstellung verändern sich nicht. Die Bewegung erfolgt aus dem Hüftgelenk. Die Arme sind ausgestreckt und seitlich neben dem Körper.
Finden Sie eine stabile Balance, und halten Sie Ihren Körper gegen die Schwerkraft in Spannung.
Atmen Sie gleichmäßig durch die Nase ein.

Training in der Gruppe

Laden Sie Freundinnen regelmäßig zu einem Pilatesabend ein. Gemeinsam trainieren stärkt die Motivation und macht einfach Spaß. Tauschen Sie danach Ihre Erfahrungen bei einem leckeren Fruchtsaft oder einem knackigen Salat aus – und schon haben Sie Arbeit mit Vergnügen verbunden.

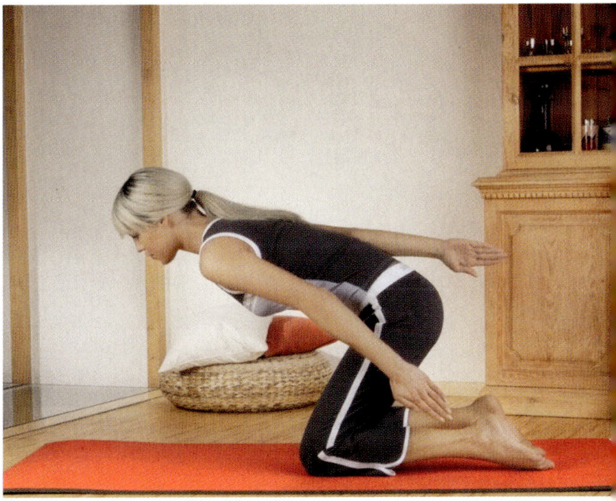

3 Atmen Sie ruhig durch den Mund aus, und bewegen Sie gleichzeitig Ihre gestreckten Arme gegengleich nach oben und unten. Der Bewegungsausschlag ist klein, nur 20 bis 30 Zentimeter, und zügig, keinesfalls aber mit Schwung auszuführen. Durch die Armbewegung entsteht an der Wirbelsäule ein Rotationsimpuls, der von den tiefen Rückenmuskeln und Ihrer Bauchspannung abgefangen werden muss. Halten Sie die Arme gestreckt, und beugen Sie die Ellenbogen nicht.

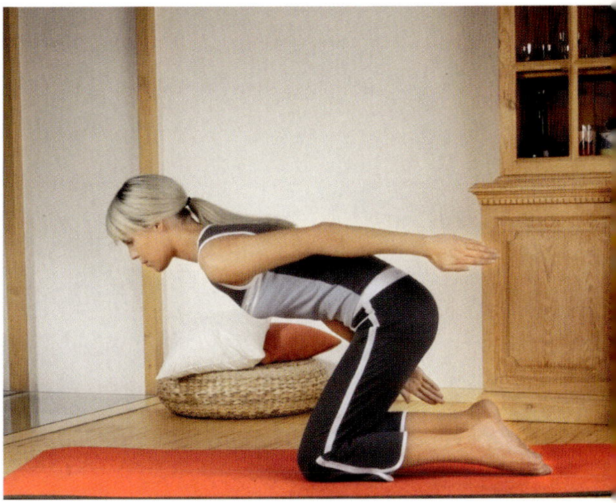

4 Halten Sie Ihren gesamten Rumpf ständig in Spannung. Halten Sie Ihren Kopf stabil, und ziehen Sie die Schulterblätter nach unten. Sollte sich der Oberkörper dennoch mitbewegen, müssen Sie die Armbewegung verlangsamen.
Insgesamt sollten Sie die Übung über vier bis sechs Atemzyklen ausführen. Wenn Sie die vorgegebene Anzahl der Atemzyklen erreicht haben, gehen Sie in die Bankstellung und wechseln fließend zu Übung 3.

Übung 3 für Fortgeschrittene

Trainingsziele	Kräftigung der Bauchmuskulatur
	Verbesserung der Stützkraft des Schultergürtels
Wiederholungen	6 bis 8 pro Seite

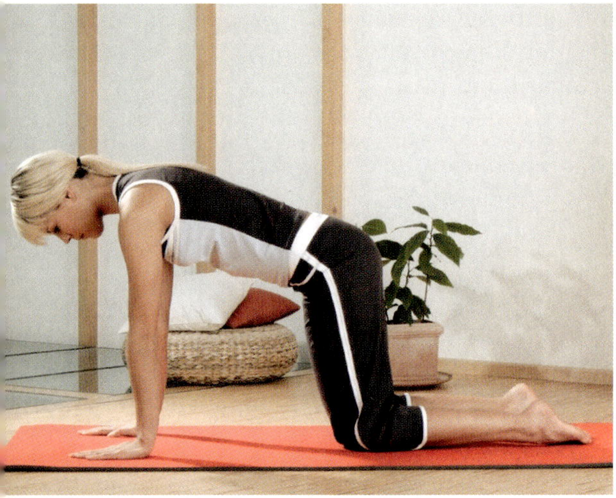

1 Sie beginnen die Übung in der Bankstellung. Stützen Sie sich mit den Händen auf den Boden. Der Rücken ist gerade.
Kontrollieren Sie Ihre Körperposition: Arme und Oberschenkel stehen senkrecht zum Boden. Blicken Sie nach unten, und halten Sie den Kopf in Verlängerung der Wirbelsäule. Ihr Becken und die Wirbelsäule sind in Neutralstellung.
Atmen Sie tief durch die Nase ein und durch den Mund aus.

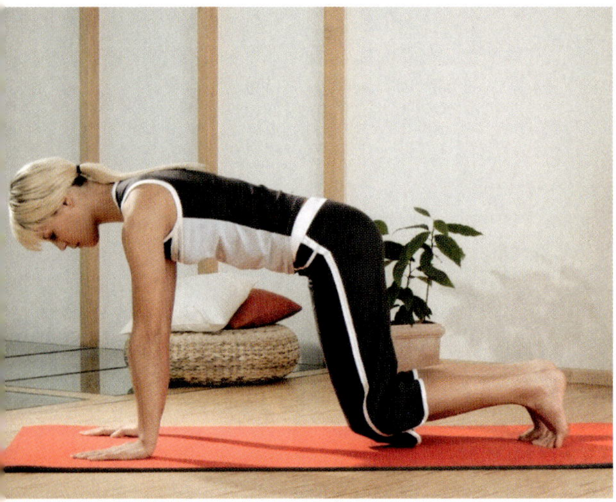

2 Ziehen Sie beim Ausatmen Ihren Bauchnabel zur Wirbelsäule, und aktivieren Sie dadurch Ihr »Powerhouse«.
Stellen Sie sich gleichzeitig auf die Fußspitzen, und heben Sie zunächst beide Knie minimal vom Boden ab. Stabilisieren Sie aktiv die neutrale Stellung von Becken und Rücken, und sinken Sie vor allem nicht ins Hohlkreuz.
Die Stellung des Kopfes bleibt unverändert. Atmen Sie unbedingt gleichmäßig ein und aus.

Ein Bild vor Augen

Viele Übungen beim Pilates-Training arbeiten mit der Technik des Visualisierens: Es fällt leichter, eine Bewegung auszuführen, wenn man sie sich vorher in allen Einzelheiten verdeutlicht hat und sie komplett im Geiste durchgegangen ist. Der Körper kann die erwünschte Haltung dann besser einnehmen.

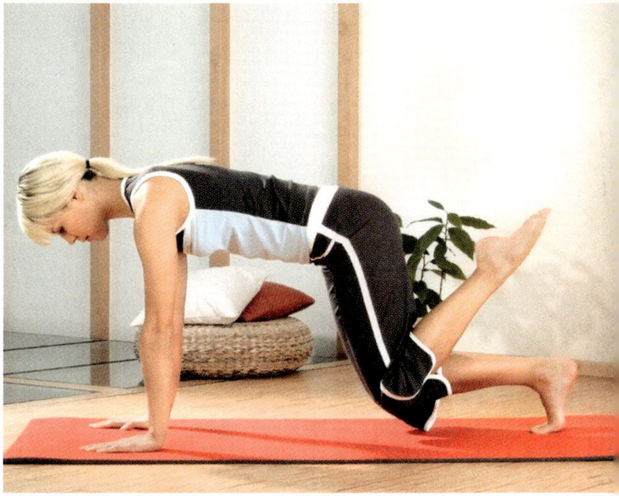

3 Heben Sie mit dem Ausatmen den linken Fuß vom Boden ab, ohne die Stellung des gesamten Rumpfes zu verändern.
Um den gewünschten Trainingseffekt der Übung zu erreichen, muss die Neutralstellung aktiv stabilisiert werden. Halten Sie den Nabel eingezogen, und achten Sie ebenfalls auf die stabile Stellung Ihres Schultergürtels. Atmen Sie ein, und stellen Sie den Fuß wieder langsam am Boden ab.

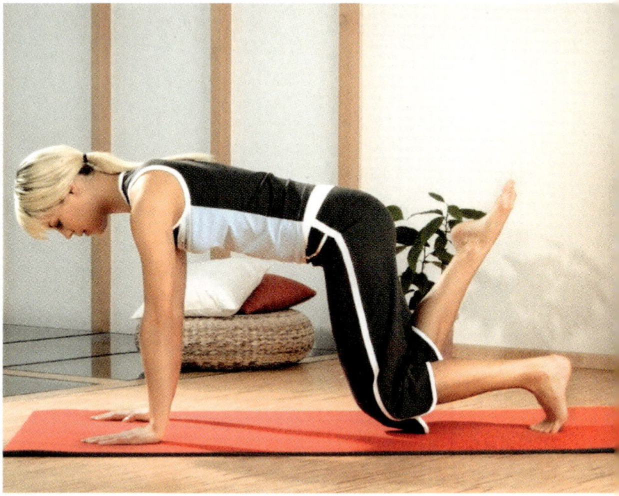

4 Mit dem Ausatmen erfolgt der Wechsel auf die andere Seite. Das »Powerhouse« bleibt aktiviert, der rechte Fuß wird langsam vom Boden angehoben. Anschließend atmen Sie wieder ein und setzen beide Füße auf den Boden, ohne die Körperspannung zu verlieren. Die Stellung des Rumpfes bleibt während der gesamten Übungsdauer unverändert. Wiederholen Sie diesen Ablauf sechs bis acht Mal je Seite.
Legen Sie sich für die anschließende Übung gestreckt auf den Bauch.

Übung 4 für Fortgeschrittene

Trainingsziele	Kräftigung der gesamten Rückenmuskulatur
	Kräftigung der hinteren Beinmuskulatur
Wiederholungen	6 bis 8 pro Seite

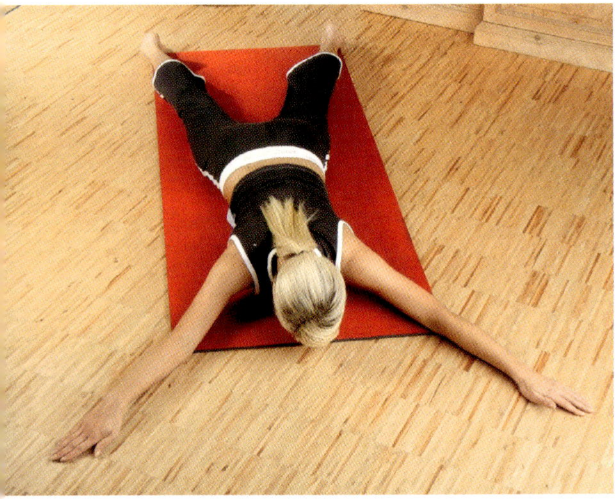

1 Sie liegen in gestreckter Position auf dem Bauch. Die Arme und Beine zeigen etwas schräg nach außen. Die Beine und Füße sind ebenfalls ganz ausgestreckt. Ziehen Sie Ihre Schulterblätter aktiv und mit Kraft nach unten.
Als Hilfsmittel ist ein flaches Kissen oder ein zusammengelegtes Handtuch als Unterstützung des Kopfes zu empfehlen. Legen Sie es unter Ihre Stirn. Der Kopf sollte in der stabilen Neutralstellung liegen.
Atmen Sie tief ein.

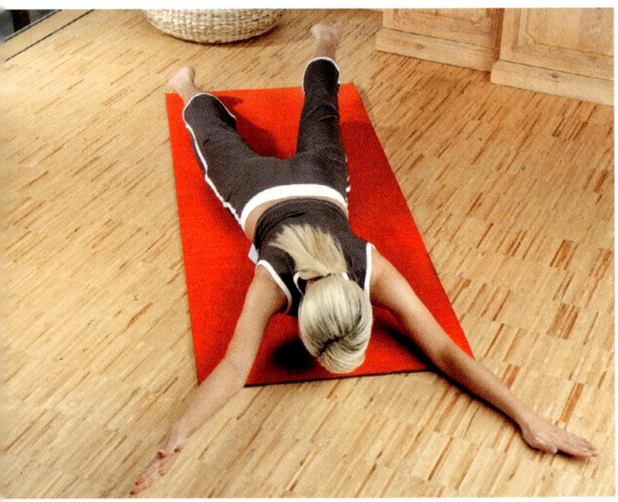

2 Atmen Sie aus, ziehen Sie gleichzeitig Ihren Bauchnabel zur Wirbelsäule, und spannen Sie Ihren Beckenboden an. Aktivieren Sie Ihr »Powerhouse«, und heben Sie aus dem Zentrum heraus gleichzeitig den rechten Arm und das linke Bein gestreckt vom Boden ab. Ziel ist es, die Spannung der quer verlaufenden Bauchmuskulatur aufrechtzuerhalten, um eine Überstreckung der Wirbelsäule zu vermeiden.
Atmen Sie wieder ein, und kehren Sie in die Ausgangsstellung zurück.

Bleiben Sie immer im Rahmen!

Joseph Pilates brachte bei seinen Übungen den Begriff des »Rahmens« ins Spiel. Er meinte damit das Rechteck zwischen Hüften und Schultern. Dieser »Rahmen« (engl. »box«) muss bei den Übungen fest bleiben und darf sich nicht verschieben, um die Stabilität des Körpers zu gewährleisten.

3 Beim nächsten Ausatmen wechseln Sie die Seite. Heben Sie kontrolliert den linken Arm und das rechte Bein gestreckt vom Boden ab. Lösen Sie bezüglich der Höhe lediglich den Kontakt zum Boden.
Halten Sie die Spannung der quer verlaufenden Bauchmuskulatur, und stabilisieren Sie die Stellung des Beckens. Beide Hüftknochen bleiben am Boden. Der Nacken bleibt lang. Atmen Sie wieder tief über die Seite ein, und kehren Sie zurück in die Ausgangsstellung.

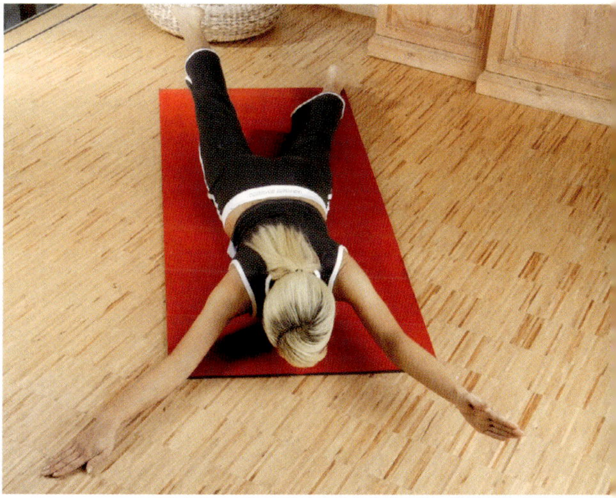

4 Wiederholen Sie diese Übung sechs bis acht Mal je Seite.
Atmen Sie bewusst und gleichmäßig. Die Übungsgeschwindigkeit wird genau an den Atemrhythmus angepasst.
Kontrollieren Sie zu jedem Zeitpunkt der Übung Ihr Körperzentrum und die Spannung der Schulterblätter. Wechseln Sie im nächsten Schritt fließend zu Übung 5. Drehen Sie sich dazu langsam auf die rechte Seite.

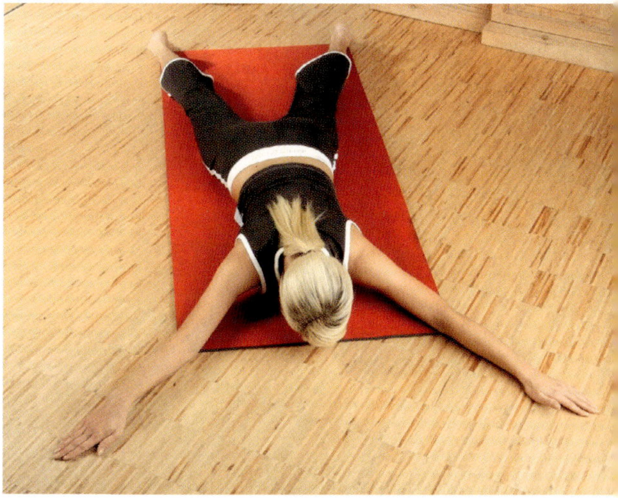

Übung 5 für Fortgeschrittene

Trainingsziele	Kräftigung der gesamten seitlichen Muskelkette, der schrägen Bauchmuskulatur und der Oberschenkelinnenseiten
Wiederholungen	6 bis 8 pro Seite

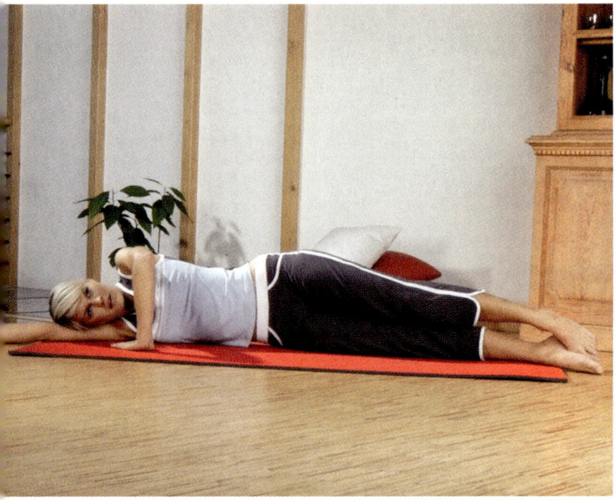

1 Legen Sie sich seitlich auf den Boden. Beide Beine sind gestreckt, und Ihr gesamter Körper bildet eine Linie. Ihre Schultern und die Hüftknochen liegen auf einer Ebene und sind nicht verdreht.
Stabilisieren Sie diese Position, indem Sie sich mit dem oberen Arm vor Ihrem Körper abstützen. Der untere Arm liegt gestreckt als Stütze unter Ihrem Kopf.
Kontrollieren Sie die Stellung der einzelnen Körperpositionen. Atmen Sie tief durch die Nase ein.

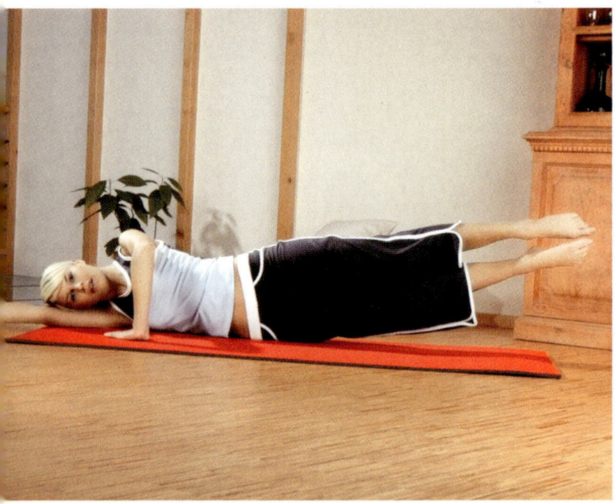

2 Atmen Sie durch den Mund aus. Aktivieren Sie gleichzeitig das »Powerhouse«, indem Sie den Bauchnabel zur Wirbelsäule ziehen und den Beckenboden anspannen. Drücken Sie die Beine fest zusammen, und strecken Sie Ihre Füße bis in die Zehenspitzen.
Heben Sie langsam in einer fließenden Bewegung beide Beine nach oben an.
Ihr gesamter Körper ist unter Spannung. Die Bewegung der Beine erfolgt ohne Schwung.

Gute Ratschläge

Sorgen Sie für Ruhe, und achten Sie darauf, von Telefon, Türklingel und ähnlichen Störungen nicht unterbrochen zu werden. Trainieren Sie dort, wo genügend Platz ist – Ihre Matte sollte nicht von Stuhlbeinen umzingelt sein. Tragen Sie bequeme Kleidung, die nicht einschnürt und beengt.

3 Atmen Sie gleichmäßig über die seitliche Brustkorbatmung ein. Senken Sie dabei das untere Bein langsam zum Boden, ohne es abzulegen und die Körperspannung dabei zu verlieren.
Das obere Bein bleibt unverändert in der Ausgangsstellung. Halten Sie die schräge Bauchmuskulatur unter Spannung, indem Sie die Bauchdecke zur Wirbelsäule ziehen.
Die Hüfte und Ihre Beine bleiben gestreckt, so dass Ihr Körper eine Linie bildet.

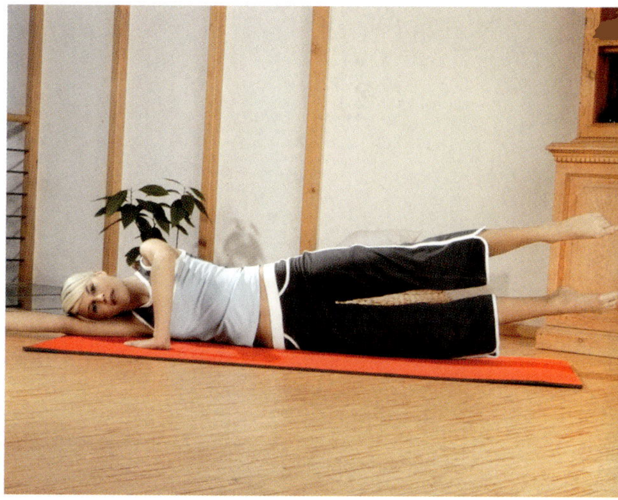

4 Heben Sie mit dem Ausatmen das untere Bein wieder an, bis es gegen das obere drückt.
Wiederholen Sie das Heben und Senken des Beines etwa sechs bis acht Mal. Setzten Sie dann die Beine langsam am Boden ab.
Drehen Sie sich anschließend über den Rücken auf die andere Seite, und trainieren Sie diese.
Die anschließende Übung erfolgt in Rücklage. Drehen Sie sich nach Beendigung dieser Übung auf den Rücken, und winkeln Sie die Beine an.

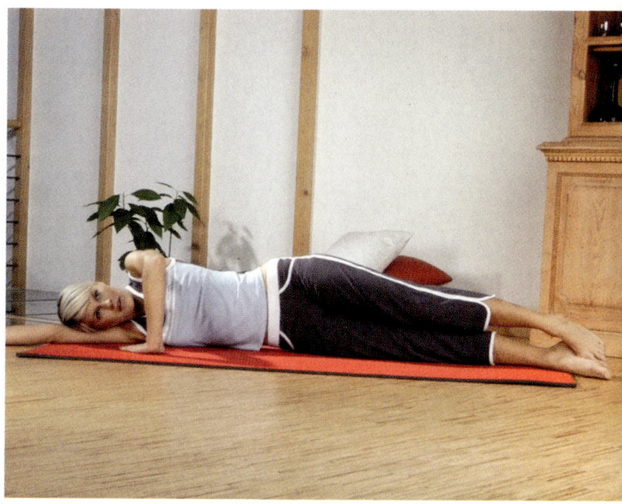

Übung 6 für Fortgeschrittene

Trainingsziele	Intensive Kräftigung der geraden Bauchmuskulatur
	Kräftigung der Halsmuskulatur
Wiederholungen	6 bis 8 Atemzyklen

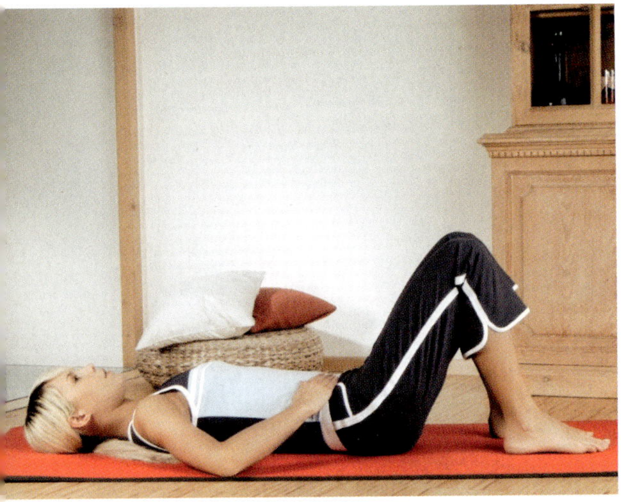

1 Sie liegen mit angewinkelten Beinen auf dem Rücken. Legen Sie die Hände auf den Unterbauch. Spüren Sie Ihre Atmung, und konzentrieren Sie sich auf Ihre Körperpositionen. Das Becken und Ihr Kopf befinden sich in der belastungsarmen Neutralstellung. Ihre Schultern liegen locker und in weitem Abstand zum Kopf auf der Unterlage.
Atmen Sie langsam ein, und richten Sie Ihr Bewusstsein ganz auf Ihr Zentrum, das »Powerhouse«.

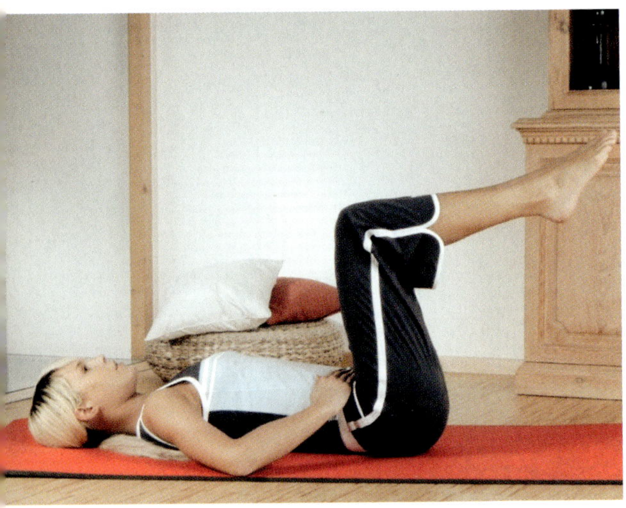

2 Ziehen Sie mit dem Ausatmen Ihren Bauchnabel zur Wirbelsäule, und aktivieren Sie so die geraden Bauchmuskeln.
Spannen Sie Ihren Beckenboden an, und heben Sie gleichzeitig die angewinkelten Beine geschlossen nach oben, bis die Hüfte und Ihre Knie annähernd im rechten Winkel stehen. Spüren Sie mit den Händen die Stabilität des Rumpfes. Die Position der Hüfte bleibt stabil, ebenso der Kopf- und Nackenbereich.
Atmen Sie gleichmäßig ein.

Tipps zu Übung 6

Konzentrieren Sie sich in der Phase des Hochrollens darauf, dass Ihr Kopf ganz stabil bleibt. Der Nacken sollte trotzdem entspannt sein. Wenn Sie die gestreckten Arme nach oben und unten senken, stellen Sie sich einfach vor, mit den flachen Händen auf eine Wasserfläche zu schlagen.

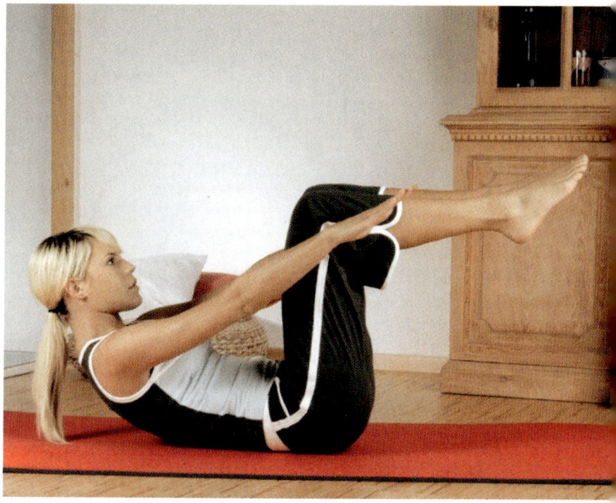

3 Heben Sie beim Ausatmen den Oberkörper vom Boden ab. Strecken Sie dabei die Arme nach vorne. Ziehen Sie das Kinn etwas zum Brustbein, und blicken Sie schräg nach vorn. Die Schulterblätter werden aktiv nach unten geschoben, um die folgende Bewegung der Arme zu stabilisieren.
Ziehen Sie den Nabel weiterhin zur Wirbelsäule, und halten Sie das »Powerhouse« unter Spannung. Atmen Sie langsam ein.

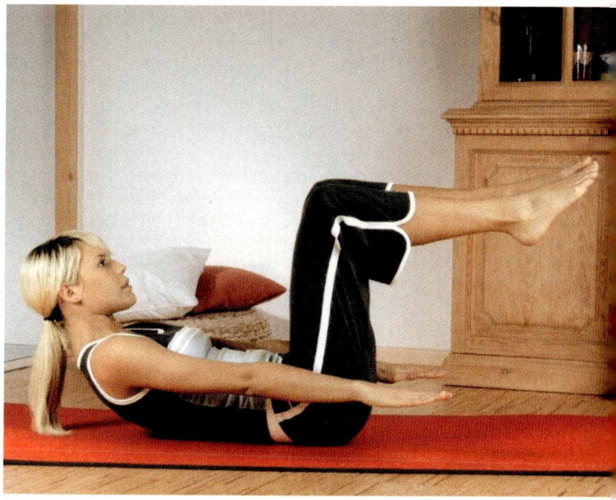

4 Mit dem Ausatmen beginnen Sie zügig und in fließender Bewegung, die gestreckten Arme abwechselnd nach unten und oben zu beugen. Das Bewegungsausmaß ist gering und liegt bei etwa 20 bis 30 Zentimetern. Atmen Sie je drei bis fünf Sekunden ein und aus. Absolvieren Sie diese Übung etwa sechs bis acht Atemzyklen lang.
Nach Beendigung der Übung senken Sie den Oberkörper ab und stellen die angewinkelten Beine langsam wieder auf den Boden.

Übung 7 für Fortgeschrittene

Trainingsziele	Kräftigung der rückwärtigen Bein- und Gesäßmuskulatur
	Kräftigung der Rückenmuskulatur
Wiederholungen	6 bis 8 pro Seite

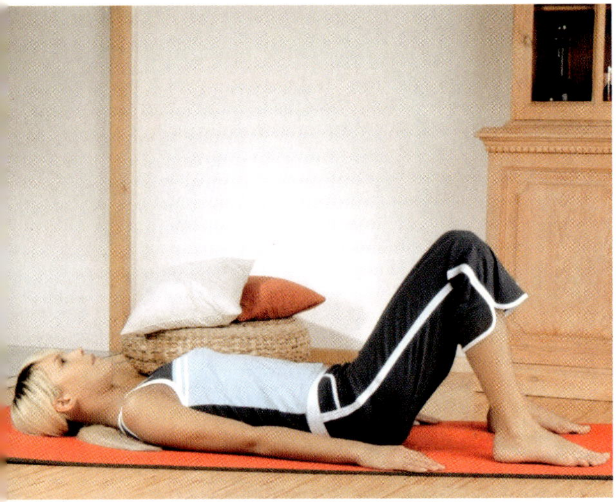

1 Sie liegen mit angewinkelten Beinen auf dem Rücken, Ihre Füße stehen flach auf dem Boden.
Beachten Sie dabei die achsengerechte Stellung der Beine: Füße, Knie und Hüfte sind auf einer Linie. Das Becken ist in neutraler Position, und die Arme liegen längs des Körpers ausgestreckt. Der Kopf ist in stabiler Stellung, der Nacken ist völlig entspannt.
Atmen Sie durch die Nase ein.

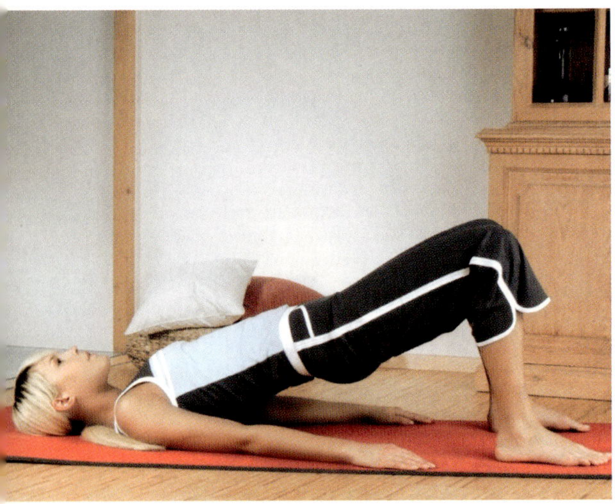

2 Atmen Sie langsam durch den Mund aus, und aktivieren Sie das »Powerhouse«, indem Sie den Bauchnabel zur Wirbelsäule ziehen und den Beckenboden anspannen. Heben Sie dabei das Becken langsam und Wirbel für Wirbel vom Boden ab, bis Ihr Körper von den Knien bis zum Brustbein eine Linie bildet. Das Becken wird in der neutralen Position stabilisiert, der Nacken wird durch die Kopfstellung gestreckt und ist entspannt.
Atmen Sie gleichmäßig ein.

Angenehme Dehnung

Den meisten von uns tut es gut, ihren Körper nach anstrengenden Übungen ausreichend zu dehnen. Ziehen Sie zum Beispiel in Rückenlage die Knie zur Brust, und verharren Sie in dieser Position. Die Bauchmuskulatur wird entspannt und die kleinen Wirbelgelenke der Lendenwirbelsäule entlastet.

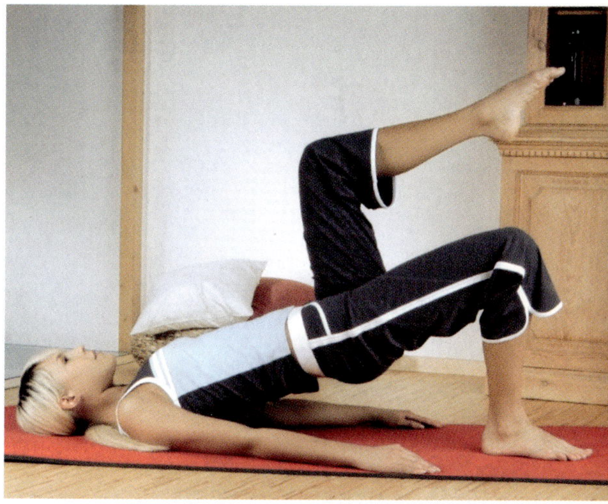

3 Atmen Sie aus, und verlagern Sie das Gewicht auf die rechte Körperseite. Heben Sie dann das linke Knie nach oben und strecken die Zehenspitzen.
Entscheidend ist wiederum die Konzentration auf die Rumpfstabilität. Das Becken muss in gerader, ruhiger Position bleiben. Achten Sie darauf, dass die linke Seite des Beckens nicht nach unten absinkt.
Atmen Sie anschließend ein, und stellen Sie das Bein am Boden ab.

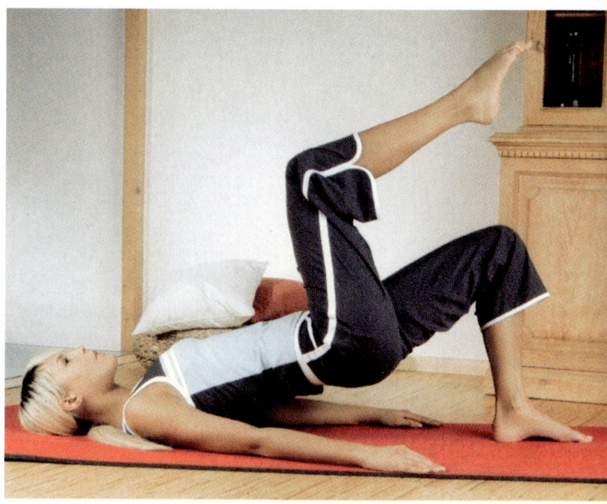

4 Führen Sie die Übung mit dem rechten Bein durch. Das Becken und der Rumpf bleiben während der Übung stabil. Heben Sie das rechte Knie nach oben, und strecken Sie die Fußspitzen nach vorne.
Trainieren Sie beide Seiten. Insgesamt sollten Sie jedes Bein sechs bis acht Mal vom Boden abheben. Abschließend stellen Sie beide Füße auf dem Boden ab. Senken Sie das Becken langsam nach unten.
Für die nächste Übung strecken Sie beide Arme zur Seite.

Übung 8 für Fortgeschrittene

Trainingsziele	Intensive Kräftigung der schrägen Bauchmuskulatur
	Bewegungskontrolle der Rumpfrotation
Wiederholungen	6 bis 8 pro Seite

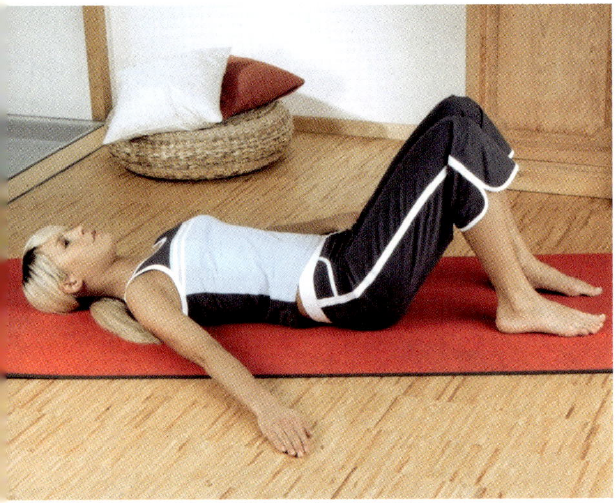

1 Sie liegen mit angewinkelten Beinen auf dem Rücken und strecken die Arme schräg zur Seite. Die Beine berühren einander an Oberschenkel, Knie und Knöchel.
Kontrollieren Sie die Stellung des Kopfes, der Schulterblätter und des Beckens: Achten Sie unbedingt auf einen entspannten Nacken, ziehen Sie die Schulterblätter leicht nach unten, und halten Sie das Becken sicher in neutraler Position.
Atmen Sie durch die Nase ein.

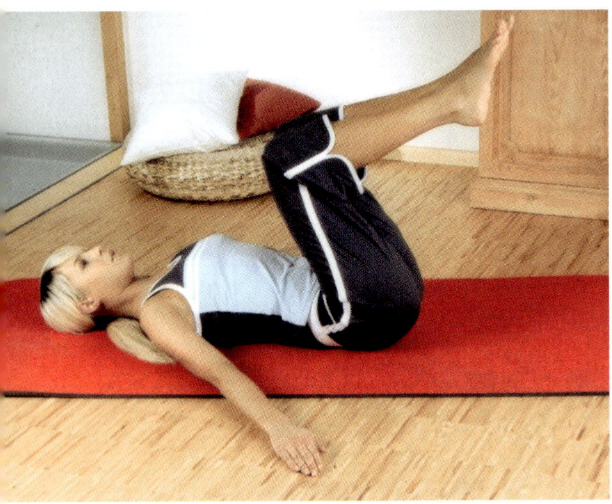

2 Heben Sie mit dem Ausatmen die angewinkelten Beine vom Boden ab. Der Winkel zwischen Hüfte und Knie beträgt etwa 90 Grad.
Drücken Sie dabei die Beine und Füße aneinander, und konzentrieren Sie sich auf das »Powerhouse«: Ziehen Sie den Bauchnabel zur Wirbelsäule, und achten Sie auf die neutrale Stellung des Beckens.
Können Sie das Becken nicht ausreichend stabilisieren, sollten Sie die Beine nacheinander anheben.

Wichtige Bewegungskontrolle

Die Kontrolle der Bewegung ist bei dieser Übung enorm wichtig. Zu viel Schwung und zu große Bewegungen können Fehlbelastungen im Bereich der Lendenwirbelsäule hervorrufen. Führen Sie also die Bewegungen gleichmäßig und langsam aus. Wenn Sie in die Pressatmung kommen, ist die Übung noch zu schwierig.

3 Beim Einatmen senken Sie die Beine kontrolliert zur linken Seite. Die rechte Hüfte löst sich dabei leicht vom Boden, und der Kopf dreht gleichzeitig langsam in die Gegenrichtung.
Das Bewegungsausmaß sollte nicht zu groß sein. Die rechte Schulter darf in der Endposition nicht vom Boden abheben. Bauchnabel einziehen und Beckenboden anspannen!
Mit dem Ausatmen drehen Sie die Beine wieder langsam zur Mitte.

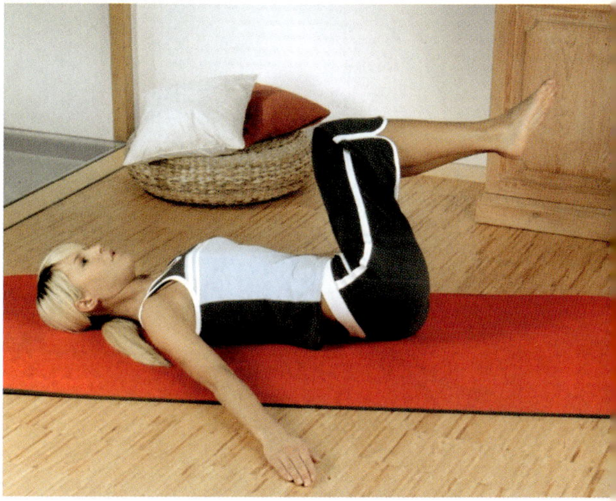

4 In fließender, aber langsamer Bewegung wechseln Sie auf die rechte Seite. Die Beine senken sich nach rechts, die linke Hüfte wird etwas vom Boden abgehoben. Der Kopf dreht dabei in die entgegengesetzte Richtung.
Mit dem Ausatmen kommen Sie wieder zurück in die Mittelposition.
Trainieren Sie abwechselnd jede Seite etwa sechs bis acht Mal.
Die Mittelstellung ist zugleich die Ausgangsposition für die nächste Übung.

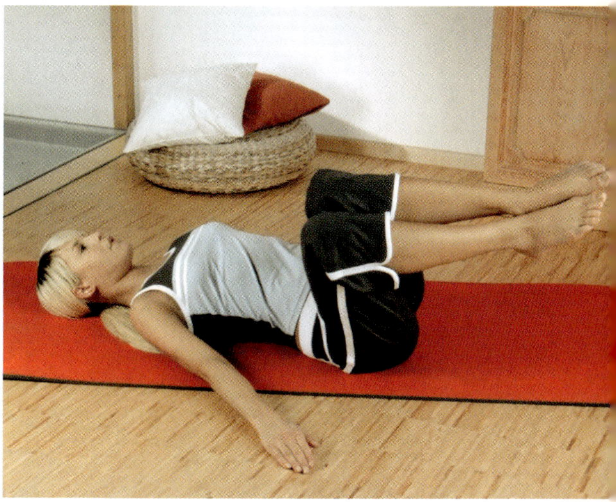

Übung 9 für Fortgeschrittene

Trainingsziele	Kräftigung der geraden und schrägen Bauchmuskulatur
	Kräftigung der vorderen Halsmuskulatur
Wiederholungen	4 bis 6 pro Seite

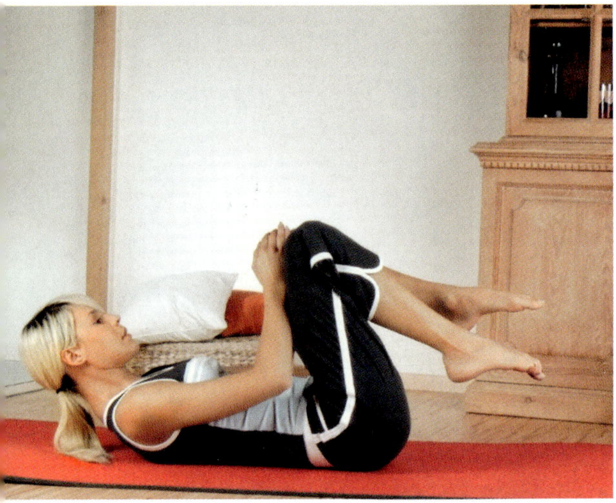

1 Sie liegen mit angehobenen Beinen auf dem Rücken. Legen Sie Ihre Hände auf das linke Knie, und ziehen Sie es zum Körper.
Aktivieren Sie beim Ausatmen das »Powerhouse«, und heben Sie langsam den Oberkörper, bis sich die Schulterblätter vom Boden lösen. Kontrollieren Sie die Stellung der einzelnen Körperpositionen: Halten Sie Ihren Kopf stabil, indem Sie Ihren Nacken lang machen. Das Kinn befindet sich über dem Brustbein. Atmen Sie durch die Nase ein.

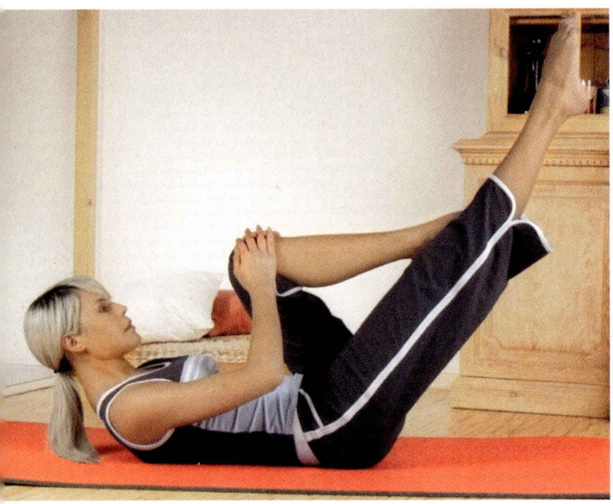

2 Strecken Sie beim Ausatmen das rechte Bein nach vorne. Die Fußspitzen sind gestreckt. Die Hände ruhen auf dem angezogenen Knie.
Die Hebelwirkung des gestreckten Beines bewirkt ein Kippen ins Hohlkreuz. Halten Sie den Bauchnabel eingezogen, und stabilisieren Sie die Stellung des Beckens.
Je weiter Sie das Bein in Richtung Boden bewegen, umso intensiver ist die Übung.
Beim Einatmen beugen Sie das Bein in die Ausgangsposition.

Kraft aus der Körpermitte

Die Anspannung der Muskulatur des »Powerhouse« (Bauch, Beckenboden, Rücken) gehört zu jeder Übung. Entscheidend für das Gelingen des Pilates-Trainings ist die Stabilität der Körpermitte. Von hier aus lassen sich alle Übungen kontrollieren. Der stabile Rumpf ist Bedingung für das Gelingen der Übungen.

3 Wechseln Sie fließend auf die andere Seite. Legen Sie Ihre Hände auf das rechte Knie, und ziehen Sie das Bein zum Körper. Die Stellung des Oberkörpers und des Kopfes bleibt dabei unverändert. Konzentrieren Sie sich auf das »Powerhouse«, und strecken Sie beim Ausatmen das linke Bein nach vorne. Das Becken darf dabei nicht kippen.
Je nach Leistungsniveau kann die Streckung der Hüfte verstärkt werden. Der Rücken muss jedoch stabil bleiben.

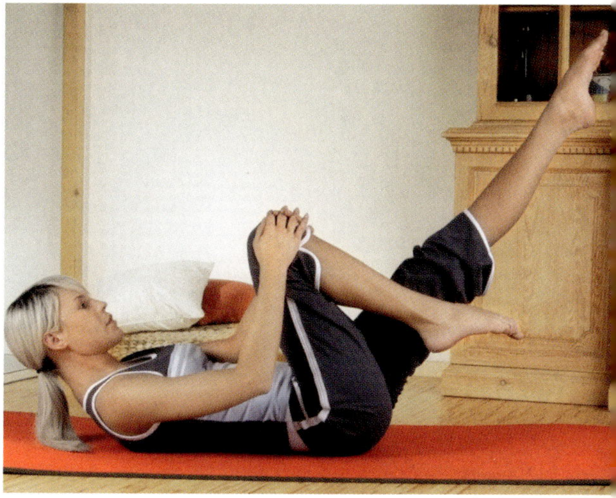

4 Beim Einatmen ziehen Sie das Bein wieder zurück in die Ausgangsstellung. Wiederholen Sie diese Bewegung im fließenden Wechsel auf jede Seite etwa vier bis sechs Mal. Atmen Sie etwa drei bis fünf Sekunden ein und aus.
Nach Beendigung der Übung wechseln Sie in die nächste Ausgangsstellung: Ziehen Sie sich langsam nach oben in die sitzende Position. Winkeln Sie die Beine an, und stützen Sie sich mit den Händen hinter Ihrem Körper ab.

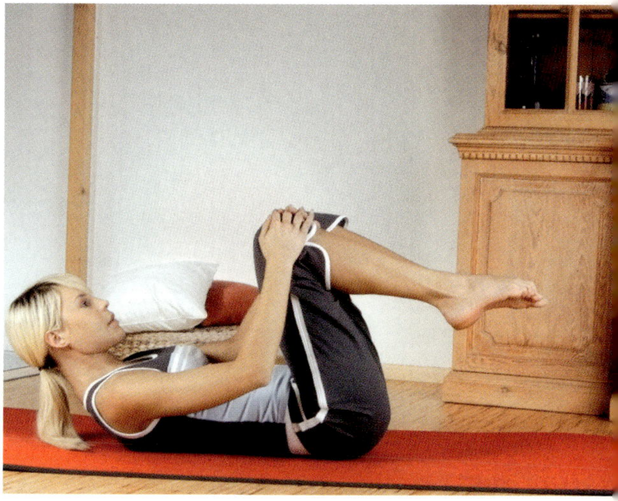

Übung 10 für Fortgeschrittene

Trainingsziele	Kräftigung der Muskulatur der Körperrückseite
	Kräftigung der Armstrecker
Wiederholungen	6 bis 8 pro Seite

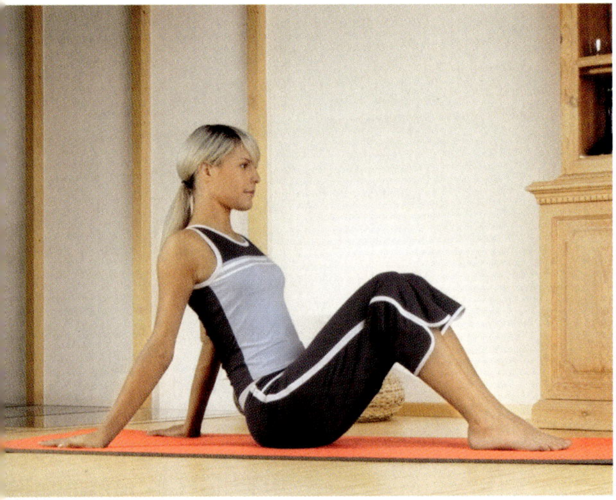

1 Sie sitzen mit angewinkelten Beinen auf dem Boden und stützen sich mit den Händen hinter dem Körper ab. Die Fußsohlen haben vollen Kontakt zur Unterlage.
Richten Sie Ihren Oberkörper auf, indem Sie die Schulterblätter nach unten ziehen und Ihren Nacken lang machen.
Stabilisieren Sie die Stellung des Beckens, und konzentrieren Sie sich auf Ihre Atmung und auf Ihr Zentrum, das »Powerhouse«.
Atmen Sie durch die Nase ein.

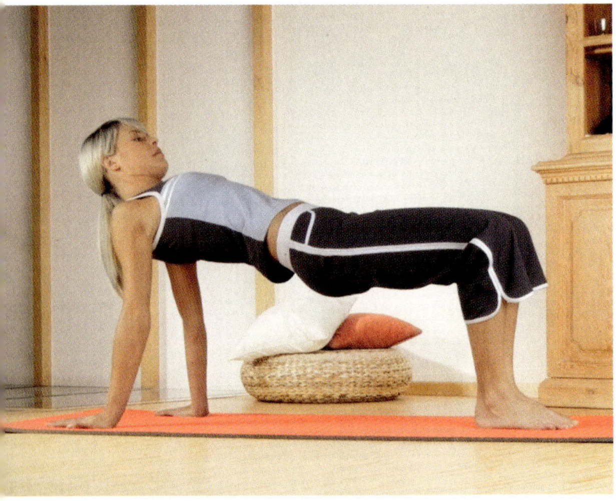

2 Beim Ausatmen aktivieren Sie das »Powerhouse«, indem Sie den Bauchnabel zur Wirbelsäule ziehen und den Beckenboden anspannen. Verlagern Sie Ihr Körpergewicht auf Hände und Füße.
Heben Sie langsam das Becken vom Boden ab, bis Ihre Hüfte gestreckt ist. Oberschenkel und Oberkörper bilden eine Linie. Ihre Hände sind unter den Schultern und Ihre Ellenbogen leicht angewinkelt. Ziehen Sie Ihr Kinn zur Brust. Halten Sie das Becken stabil.

Tolle Nebenwirkungen

Pilates-Training sorgt nicht nur für einen gesunden und wohlgeformten Körper, straffe Muskeln und einen geraden Rücken, regelmäßige Pilates-Übungen dienen außerdem dazu, dem Stress des Alltags zu entfliehen, bewusster zu leben und zu innerer Ruhe und Ausgeglichenheit zu gelangen.

3 Beim Ausatmen heben Sie zunächst den linken Fuß vom Boden ab und verlagern das Gewicht auf das rechte Bein. Es ist entscheidend, dass Sie Ihren Rumpf optimal stabilisieren. Die linke Beckenseite darf sich nicht drehen oder absinken. Ziehen Sie das linke Bein nach oben, bis das Knie zur Decke zeigt. Der Unterschenkel wird mit gestrecktem Fuß parallel zum Boden gehalten. Mit dem Einatmen setzen Sie das Bein wieder langsam auf dem Boden ab und wechseln zur Gegenseite.

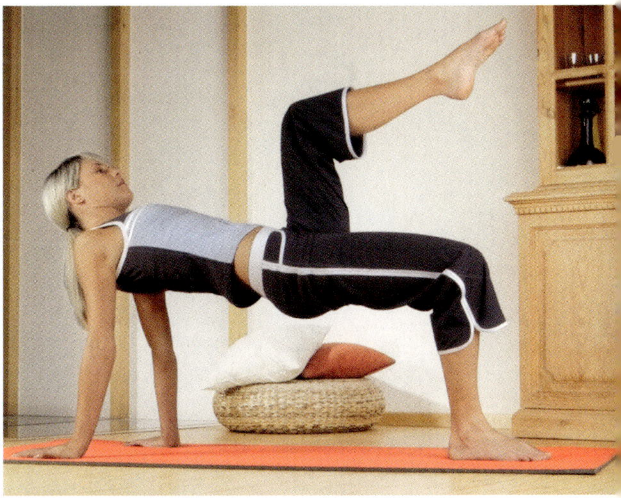

4 Heben Sie beim Ausatmen das rechte Bein angewinkelt vom Boden ab. Kontrollieren Sie über das »Powerhouse« den Übergangsbereich von Lendenwirbelsäule, Becken und Hüfte. Sinken Sie nicht mit dem Kopf zwischen die Schultern. Ziehen Sie das Kinn zum Brustbein und machen den Nacken lang. Wiederholen Sie diese Übung auf jeder Seite sechs bis acht Mal. Danach wechseln Sie fließend zur nächsten Aufgabe. Gehen Sie zurück in die sitzende Ausgangsstellung.

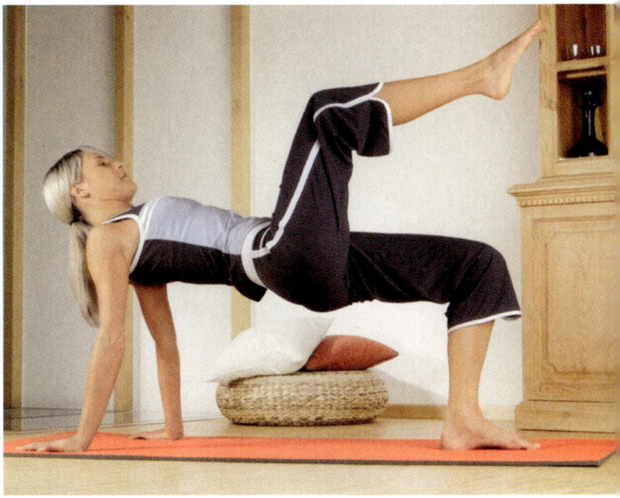

Übung 11 für Fortgeschrittene

Trainingsziele	Verbesserung der Rumpfstabilität
	Verbesserung des Gleichgewichtsgefühls
Wiederholungen	6 bis 8

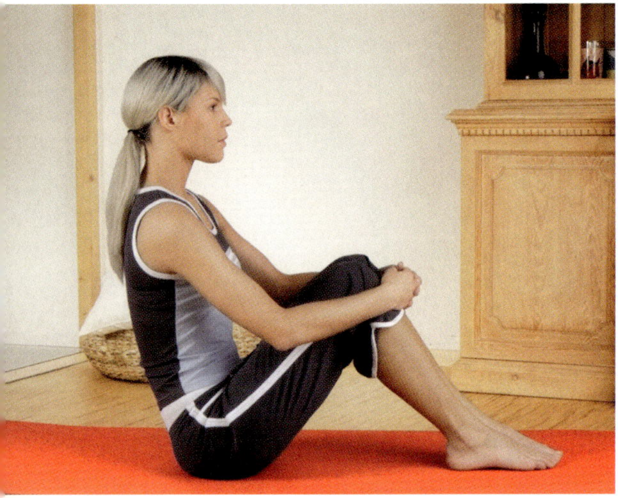

1 Umfassen Sie in sitzender Position mit beiden Händen Ihre Knie. Die Fußspitzen sind gestreckt und berühren einander. Richten Sie Ihren Oberkörper auf. Kippen Sie dazu Ihr Becken aktiv nach vorn, und ziehen Sie die Schulterblätter nach unten. Stabilisieren Sie die Stellung des Kopfes, und machen Sie Ihren Nacken lang. Konzentrieren Sie sich auf Ihre Atmung und das »Powerhouse«. Atmen Sie durch die Nase ein.

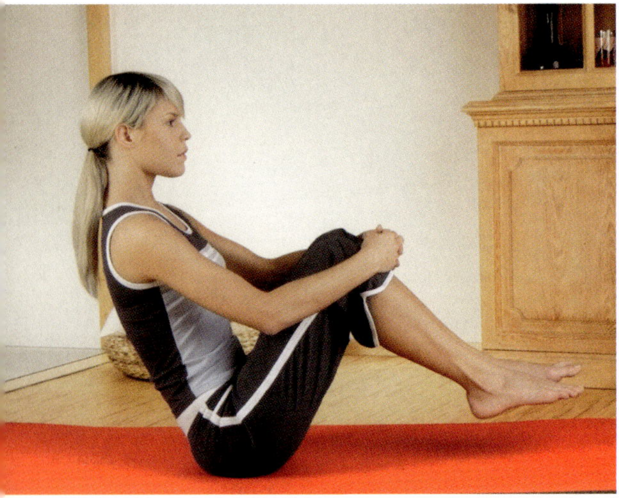

2 Heben Sie beim Ausatmen die gestreckten Füße etwas vom Boden ab. Aktivieren Sie das »Powerhouse«: Ziehen Sie den Bauchnabel zur Wirbelsäule, und spannen Sie Ihren Beckenboden an. Finden Sie in dieser Stellung Ihre stabile Balance. Halten Sie die Körperspannung. Die Ellbogen zeigen etwas nach außen. Die Hände ruhen auf den Knien und sollten möglichst wenig Druck ausüben. Atmen Sie gleichmäßig ein.

Ein starker Rücken

Allen Vor- und Fehlurteilen zum Trotz sind es meist die Bauchmuskeln, die für einen schwachen Rücken und die daraus resultierenden Probleme verantwortlich sind. Mit Ihren Pilates-Übungen trainieren Sie Bauch und Rücken immer gezielt, so dass es nicht zu Fehlhaltungen kommen kann.

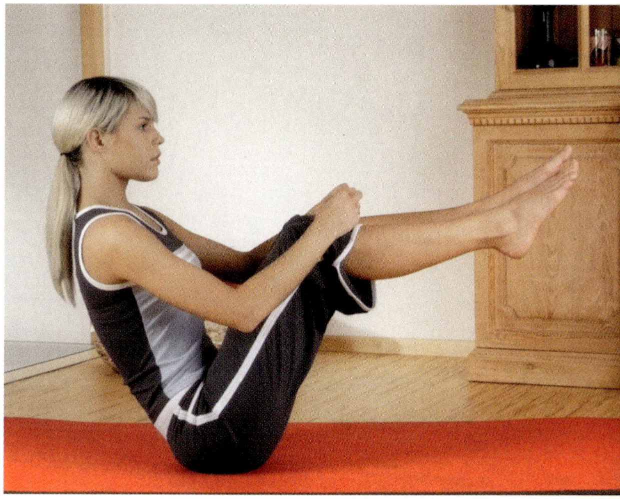

3 Beim Ausatmen strecken Sie die Beine nach vorn, bis Ihre Unterschenkel parallel zur Unterlage sind. Halten Sie das Gleichgewicht, und behalten Sie Ihre Körperposition bei. Dies ist nur mit vollkommener Körperspannung zu erreichen.
In der Phase der Streckung darf der Rücken nicht ins Hohlkreuz fallen. Die Bauchmuskulatur, insbesondere die schräge Bauchmuskulatur, schützt dabei den unteren Rücken.

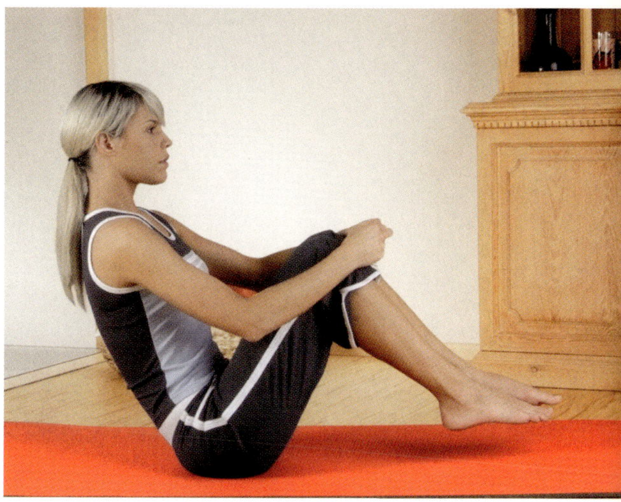

4 Ziehen Sie die Beine beim Einatmen etwas zurück, ohne die Körperspannung abzubauen. Stabilisieren Sie Ihr Becken, ziehen Sie die Schulterblätter nach unten, und halten Sie den Kopf gerade. Im Rhythmus der Atmung werden die Beine vor- und zurückbewegt. Absolvieren Sie diese Übung etwa sechs bis acht Mal. Wechseln Sie im Anschluss fließend zur letzten Übung. Stellen Sie dazu die Beine ab. Halten Sie sich an einem Bein fest, und senken Sie sich langsam in die Rückenlage.

Übung 12 für Fortgeschrittene

Trainingsziele	Intensive Kräftigung der gesamten Bauchmuskulatur
	Kräftigung der Halsmuskulatur
Wiederholungen	4 bis 6 pro Seite

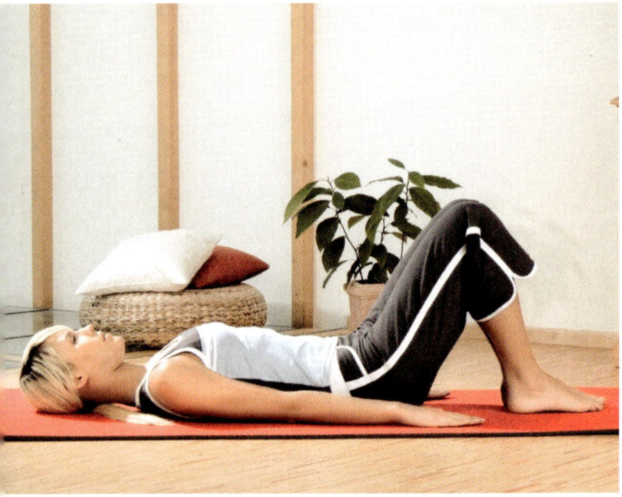

1 Sie liegen mit angewinkelten Beinen auf dem Boden. Die Arme liegen locker neben dem Körper, die Handflächen zeigen nach unten.
Konzentrieren Sie sich, und nehmen Sie die Stellung der einzelnen Körperpositionen bewusst war: Halten Sie Ihren Nacken lang, und überstrecken Sie Ihren Kopf nicht. Ihre Schultern sind abgesenkt, weit weg von den Ohren! Ziehen Sie dazu die Schulterblätter aktiv nach unten. Das Becken und der untere Rücken sind in neutraler Stellung.

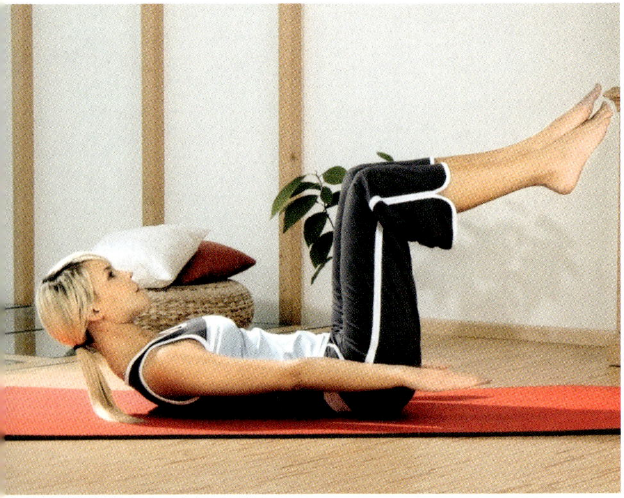

2 Ziehen Sie beim Ausatmen den Bauchnabel zur Wirbelsäule, und spannen Sie Ihren Beckenboden an. Heben Sie die Schulterblätter vom Boden ab, und schieben Sie die Arme nach vorne.
Heben Sie nun die angewinkelten Beine vom Boden, ohne dabei ins Hohlkreuz zu kippen. Achten Sie auf die stabile Stellung der Halswirbelsäule, und machen Sie Ihren Nacken bewusst ganz lang.
Atmen Sie ein, und wechseln Sie zum nächsten Schritt.

Bewegung fühlen – die Tiefensensibilität

Rezeptoren in Muskeln, Sehnen und Gelenken senden dem Gehirn Informationen über die Stellung jedes Körperteiles. Je öfter Sie üben, umso besser gelingt die Informationsaufnahme. Auf diese Weise erzielen Sie bei regelmäßigen Wiederholungen höchste Präzision und Bewegungsharmonie.

3 Eröffnen Sie mit dem Ausatmen die Bewegung: Strecken Sie den linken Arm langsam nach hinten, und folgen Sie der Bewegung mit dem Rumpf. Drehen Sie dazu Ihren Oberkörper ebenfalls etwas nach links.
Schieben Sie die Schulterblätter nach unten. Der Kopf bleibt stabil in Verlängerung der Wirbelsäule. Die Stellung der Beine und des Beckens werden nicht verändert. Atmen Sie ein, und drehen Sie sich in die Ausgangsstellung zurück.

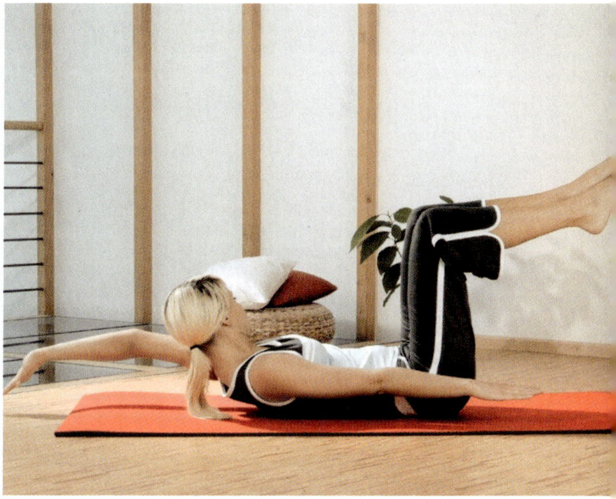

4 Wechseln Sie langsam und fließend zur Gegenseite: Der rechte Arm wird nach hinten gestreckt, der Oberkörper dreht sich etwas nach rechts. Schauen Sie schräg an den Beinen vorbei nach vorn.
Wiederholen Sie die Übung auf jeder Seite vier bis sechs Mal.
Die Bewegungsgeschwindigkeit wird durch die Atmung vorgegeben. Atmen Sie etwa drei bis fünf Sekunden ein und aus.
Mit dieser Übung ist das Fortgeschrittenentraining beendet.

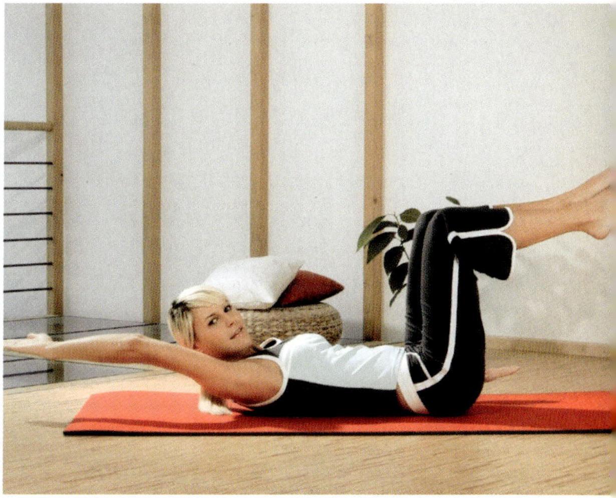

Beschwerden durch Pilates vorbeugen und lindern

Mit Pilates-Übungen lassen sich die unterschiedlichsten Befindlichkeitsstörungen lindern, wenn man sie richtig und konsequent durchführt.
Wenn Sie ein akutes Problem haben, sprechen Sie bitte vorher mit Ihrem Arzt oder Physiotherapeuten, welche Übungen speziell für Sie sinnvoll sind. Nehmen Sie dazu ruhig das Buch mit in die Praxis.
Im Folgenden finden Sie einige Hinweise auf Beschwerden, bei denen Pilates-Übungen zur Besserung beitragen können.

Schmerzen im unteren Rücken/ Ischiasbeschwerden

Viele Schmerzen im unteren Rücken rühren von einer zu schwachen Bauch- und Rückenmuskulatur her. Einseitige Belastungen des Alltags wie langes Stehen oder Sitzen wirken auf unsere Wirbelsäule ein, können von der Muskulatur nicht ausgeglichen werden und führen schließlich zu Schmerzen.
Da Pilates-Übungen prinzipiell die gesamte Rumpfmuskulatur stärken, trägt ein konsequent durchgeführtes Übungsprogramm mit Dehnübungen sicher zur Linderung der Probleme im Rückenbereich bei.

Probleme im Bereich der Brust- und Halswirbelsäule

Hier gilt im Prinzip dasselbe wie bereits für den unteren Rücken beschrieben.

Herz-Kreislauf-Erkrankungen

Bei ernsthaften Herz-Kreislauf-Erkrankungen sollten Sie Ihr Training unter Anleitung eines Arztes beginnen. Wichtig ist für Sie ein sanftes aerobes Ausdauertraining, also etwa fünf Mal pro Woche ein flotter Spaziergang von mindestens einer halben Stunde. Geht es Ihnen besser, können Sie sicher auch schwimmen, Rad fahren oder Tennis spielen.
Zusätzliches Pilates-Training hilft Ihnen, Ihren ganzen Körper ausgewogen zu bewegen und negativen Begleiterscheinungen Ihrer Erkrankung wie Durchblutungsstörungen oder einseitigen Muskelbelastungen entgegenzuwirken.

Osteoporose

Die Abnahme der Knochendichte gehört mittlerweile in den Industriestaaten zu den Volkserkrankungen. Vor allem Frauen nach der Menopause sind davon betroffen. Regelmäßiges Üben kann das Fortschreiten der Krankheit aufhalten und mindert durch die Stärkung der Muskulatur das Bruchrisiko.

Stressabbau

Durch die Förderung der Konzentration und die Anleitung zur Entspannung wirkt ein regelmäßiges Pilates-Training auch dem Stress entgegen. Sie werden es schnell merken: Nach Ihren Übungen sind Sie entspannt und leistungsfähig, und Ihr Kopf ist wieder frei.

» Übungen für Könner «

Sie haben Stars schon immer für ihre Beweglichkeit und Fitness bewundert? Nach den Übungen für Fortgeschrittene sind Sie bereit für das Training, mit dem man sich wunderbar in Form bringt.

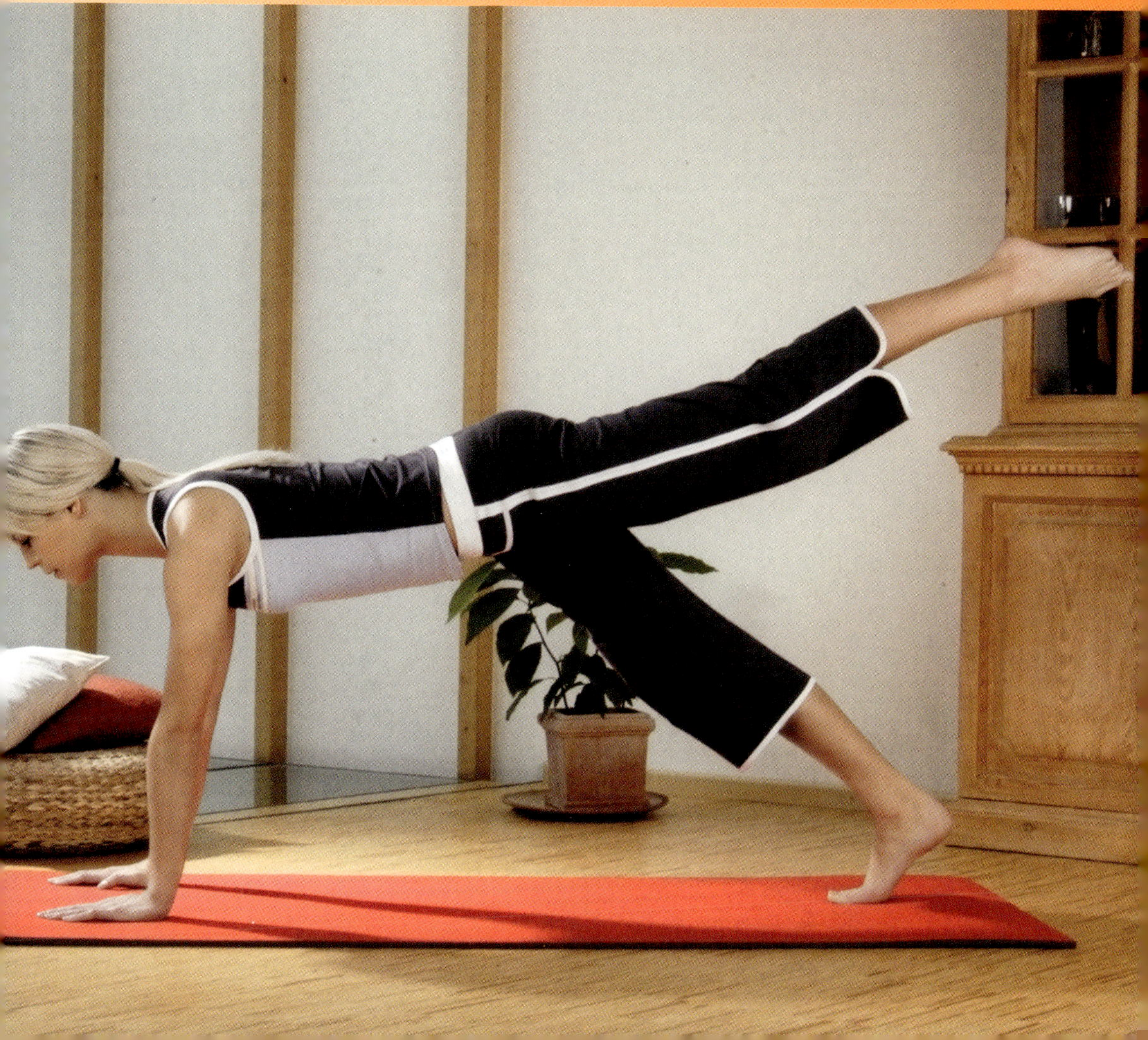

Übung 1 für Könner

Trainingsziele	Intensive Kräftigung der gesamten Rückenmuskulatur
	Kräftigung des Schultergürtels
Wiederholungen	6 bis 8 Atemzyklen

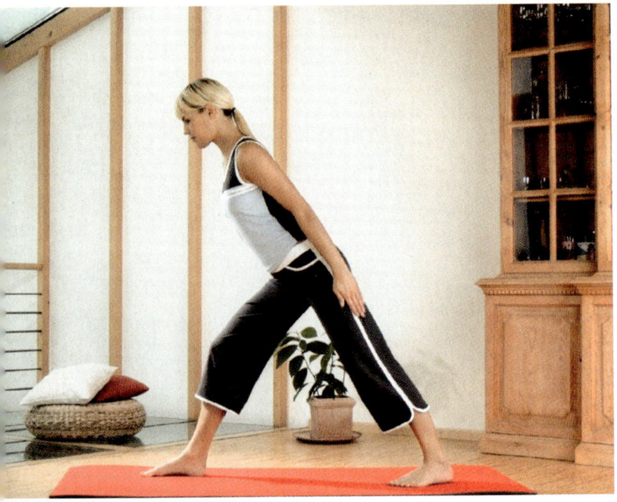

1 Die Übung wird im Stehen ausgeführt. Gehen Sie in die Schrittstellung: Stellen Sie das linke Bein mit gestrecktem Knie nach hinten. Das Körpergewicht ruht auf dem vorderen rechten Bein, das leicht im Knie gebeugt ist. Beiden Fußsohlen sind fest auf dem Boden, die Arme seitlich gestreckt. Ihr Becken ist in Neutralstellung. Der Oberkörper wird leicht nach vorn gebeugt, so dass Ihr Bein und der Rücken eine Linie bilden. Sie schauen nach vorn. Aktivieren Sie Ihr »Powerhouse«.

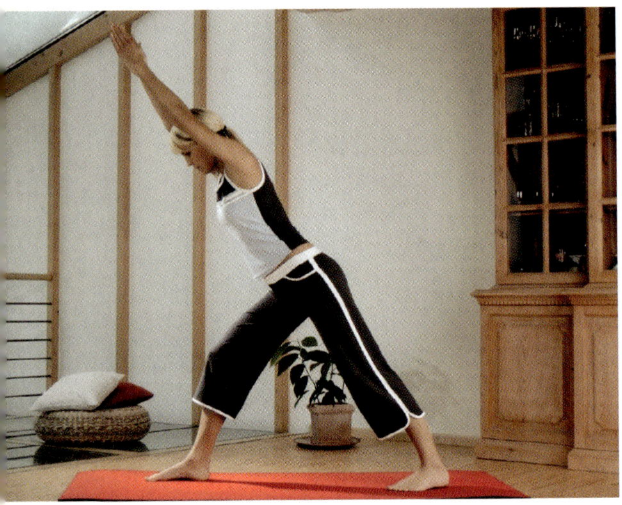

2 Konzentrieren Sie sich auf Ihre Atmung. Beim nächsten Einatmen heben Sie nun langsam die Arme nach vorne und oben. Strecken Sie sie so weit nach oben, bis Hüfte, Schultern und Hände auf einer Linie liegen. Strecken Sie die Arme durch, und drehen Sie die Hände so, dass die Daumen nach hinten weisen. Halten Sie die Rumpfspannung, und fallen Sie nicht ins Hohlkreuz.
Ihr Kopf befindet sich genau zwischen den Armen.

Tipps zu Übung 1

Gratuliere! Sie haben durchgehalten und sind bis zum Übungsprogramm für Könner vorgedrungen. Die Armbewegungen in der Übung auf dieser Seite dürfen ruhig etwas schneller sein: Je schneller Sie sie bewegen, desto mehr muss die Rumpfmuskulatur arbeiten und desto anspruchsvoller wird die Übung.

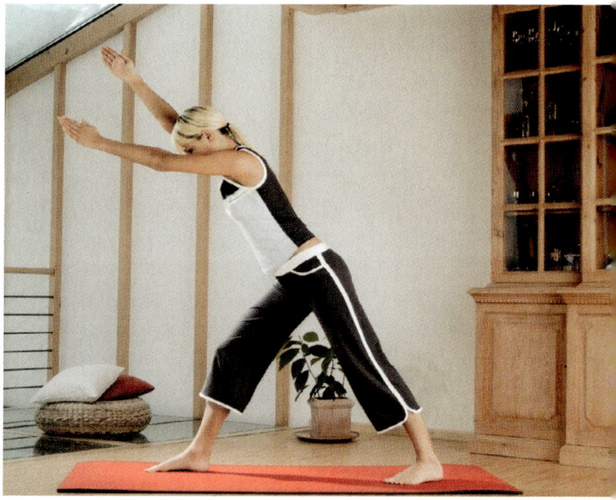

3 Aus dieser Position ziehen Sie den rechten Arm etwas nach hinten und den linken Arm gleichzeitig nach vorn. Durch diese gegenläufige Bewegung entsteht an der Wirbelsäule ein Drehimpuls. Nur die Arme bewegen sich, der Rumpf muss unbedingt stabil bleiben!
Diese konzentrierte Bewegung erfolgt nun immer wechselseitig. Insgesamt machen die Arme eher kleine, keinesfalls weit ausladende und »schwungvolle« Bewegungen.

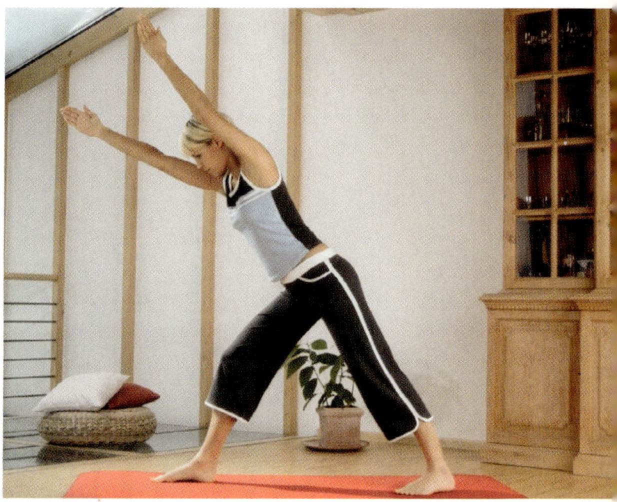

4 Das Bewegungstempo darf etwas höher sein. Im Idealfall finden keine Ausweichbewegungen statt. Achten Sie darauf, während der ganzen Übung gleichmäßig zu atmen. Keinesfalls sollten Sie den Atem anhalten.
Die Belastungszeit sollte ungefähr 40 bis 60 Sekunden betragen. Das entspricht etwa sechs bis acht Atemzyklen.
Für die nächste Übung gehen Sie aus der stehenden Position in den Kniestand.

Übung 2 für Könner

Trainingsziele	Intensive Kräftigung der unteren Rückenmuskulatur
	Kräftigung der Schultermuskulatur und der Armrückseiten
Wiederholungen	4 bis 6 Atemzyklen

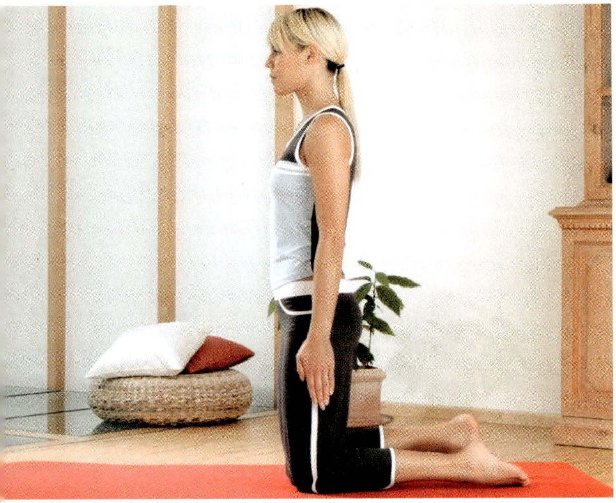

1 Ausgangsposition ist der Kniestand. Die Beine stehen ungefähr hüftbreit auseinander. Die Füße strecken Sie nach hinten aus. Die Knie, die Hüfte und die Schultern bilden eine gerade Linie.
Aktivieren Sie Ihr »Powerhouse«, ziehen Sie den Bauchnabel zur Wirbelsäule, und bringen Sie Ihr Becken in eine neutrale Stellung. Drücken Sie Ihre Schultern nach unten, und bringen Sie Ihre Halswirbelsäule in die neutrale Stellung.
Atmen Sie ruhig und gleichmäßig.

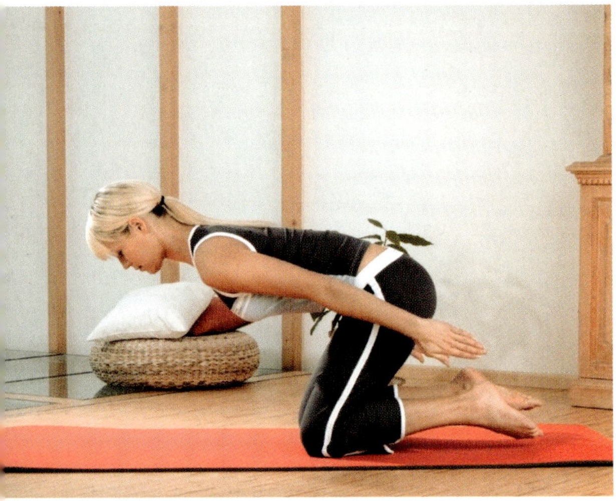

2 Beugen Sie Ihren Oberkörper so weit nach vorn, bis er sich in der waagerechten Position befindet. Dabei senkt sich gleichzeitig Ihr Gesäß etwas in Richtung Ferse. Die Kopf-, Schulter- und Beckenstellung verändert sich nicht. Die Bewegung kommt fast ausschließlich aus der Hüfte. Beide Arme sind seitlich neben dem Rumpf ausgestreckt. Heben Sie nun die Füße und Unterschenkel vom Boden ab. Ihr Körpergewicht ruht auf den Knien. Atmen Sie gleichmäßig weiter.

Richtig Luft holen

Probleme beim Atmen können die verschiedensten körperlichen und seelischen Ursachen haben: Fehlhaltungen, falsche Atemtechniken oder Asthma kommen dafür infrage. Durch die Einübung der gleichmäßigen Atmung kann Pilates-Training bei vielen Problemen zur Erleichterung beitragen.

3 Aus dem stabilen Gleichgewicht führen Sie den rechten Arm nach unten, den linken Arm nach oben. Der Bewegungsausschlag ist nicht groß, 30 bis 40 Zentimeter.
Sie halten Ihre Position und führen nun den rechten Arm nach oben und den linken nach unten. Die Armbewegung findet abwechselnd statt. Sie soll zügig durchgeführt werden. Halten Sie die Arme gestreckt. Halten Sie die Spannung im Rumpf. Keinesfalls dürfen Sie während der Bewegung den Atem anhalten.

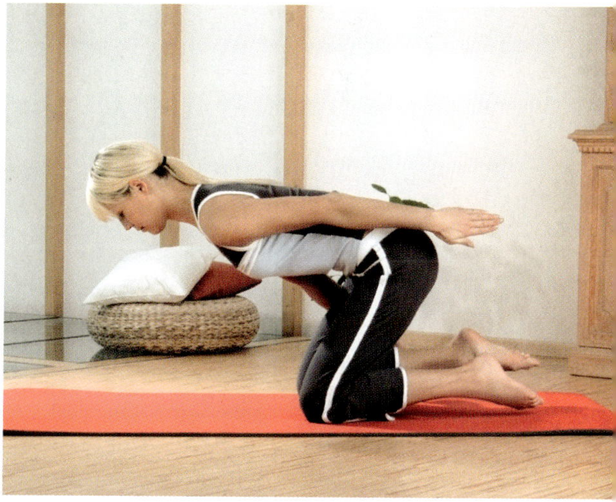

4 Die Geschwindigkeit der Bewegung soll so beschaffen sein, dass während eines Atemzyklus zehn Armbewegungen stattfinden: fünf beim Einatmen und fünf beim Ausatmen. Sie sollten die Übung über vier bis sechs Atemzyklen halten. Dann gehen Sie wieder in die Ausgangsposition zurück. Stoppen Sie zunächst die Armbewegungen, und richten Sie sich dann langsam wieder in den Kniestand auf.
Für die nächste Übung gehen Sie nach vorn in den Vierfüßerstand.

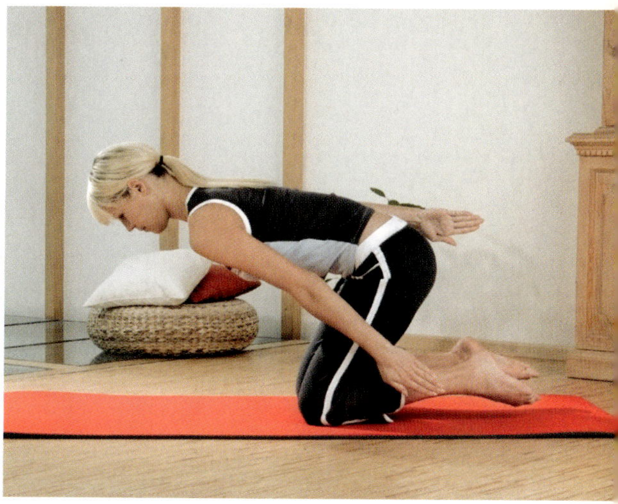

Übung 3 für Könner

Trainingsziele	Stabilisierung der Wirbelsäule
	Kräftigung der Bauch-, Brust- und Armmuskulatur
Wiederholungen	10 bis 15 pro Seite

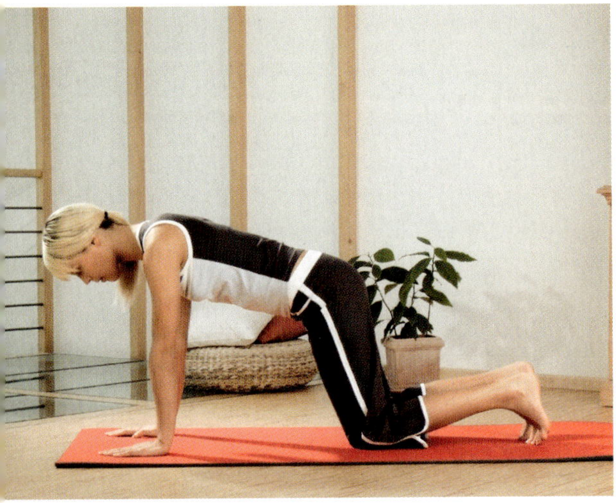

1 Gehen Sie in den Vierfüßerstand. Begeben Sie sich dazu auf die Knie und mit den Händen auf den Boden. Arme und Oberschenkel stehen senkrecht zum Boden. Ziehen Sie Ihre Fußspitzen an.
Die Wirbelsäule ist in der Normalstellung, so auch Ihre Halswirbelsäule. Schauen Sie zum Boden. Machen Sie keinen Katzenbuckel und kein Hohlkreuz. Ziehen Sie die Schulterblätter nach unten. Es ist wichtig, dass Ihre gesamte Rumpfmuskulatur unter Spannung steht!

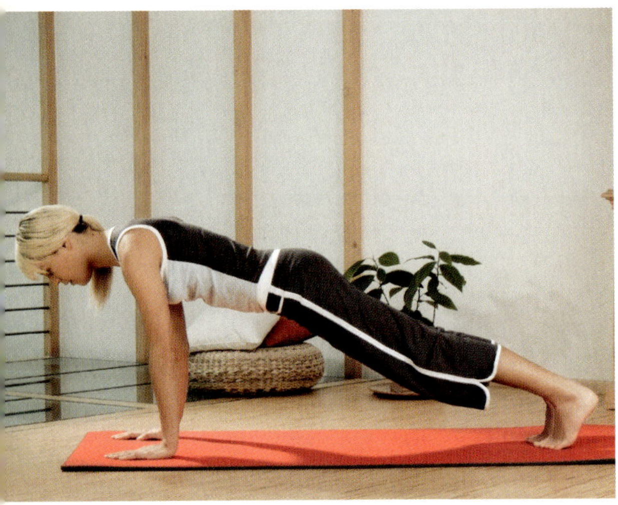

2 Strecken Sie nun beide Beine nach hinten, zuerst das rechte, dann das linke Bein. Setzen Sie die Fußspitzen auf den Boden. Achten Sie jetzt darauf, nicht mit dem Becken nach unten zu sinken. Ferse, Hüfte und Schultern liegen auf einer aufsteigenden Linie. Ihr Körpergewicht ruht auf den Fußspitzen und den Händen.
Um diese Position zu halten, muss Ihre Bauchmuskulatur bereits viel Arbeit leisten. Nicht ins Hohlkreuz fallen!

Trendsport Pilates

Berühmtheiten wie Gregory Peck und Martha Graham trainierten schon vor Jahrzehnten ihre begnadeten Körper mit Pilates; heute sind es Stars wie Madonna, Jodie Foster, Uma Thurman, Sharon Stone oder Bill Murray, die sich mit regelmäßigen Pilates-Übungen fit, beweglich und in Form halten.

3 Heben Sie das rechte Bein nach oben, bis das rechte Bein, die Hüfte und die Schultern eine gerade Linie bilden. Strecken Sie die Zehenspitzen des rechten Beines.
Ihre Körperposition muss stabil bleiben. Konzentrieren Sie sich auf die Stellung des Beckens und der Lendenwirbelsäule. Auch die Schulterblätter dürfen sich nicht aufeinander zubewegen.
Überstrecken Sie das Bein nicht, und führen Sie die Bewegung keinesfalls mit Schwung aus!

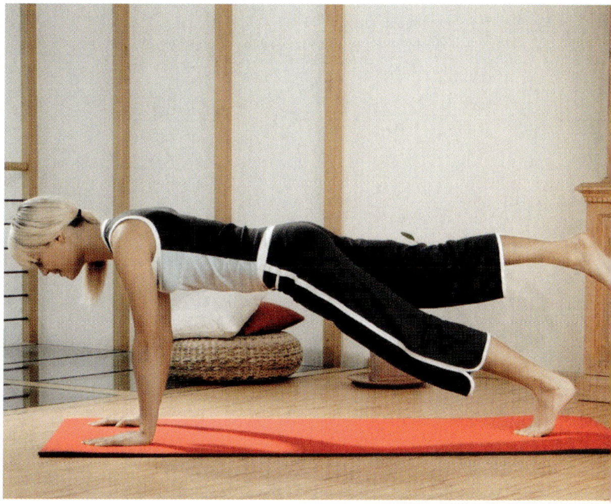

4 Setzen Sie das rechte Bein wieder ab. Stützen Sie sich auf die Zehenspitzen. Heben Sie das linke Bein an. Das linke Bein und die Wirbelsäule bilden eine gerade Linie.
Setzen Sie das linke Bein wieder auf die Zehenspitzen. Heben und senken Sie abwechselnd das rechte und das linke Bein. Beim Anheben des Beines atmen Sie ein, beim Absetzen aus. Wiederholen Sie diese Bewegung 10 bis 15 Mal pro Bein.
Gehen Sie für die nächste Übung in den Vierfüßerstand.

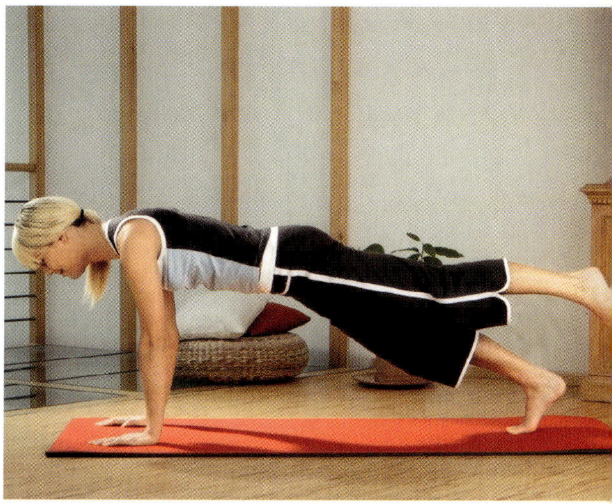

Übung 4 für Könner

Trainingsziele	Kräftigung der kompletten Körperrückseite
	Schulung des Gleichgewichtsgefühls
Wiederholungen	15 bis 20 pro Seite

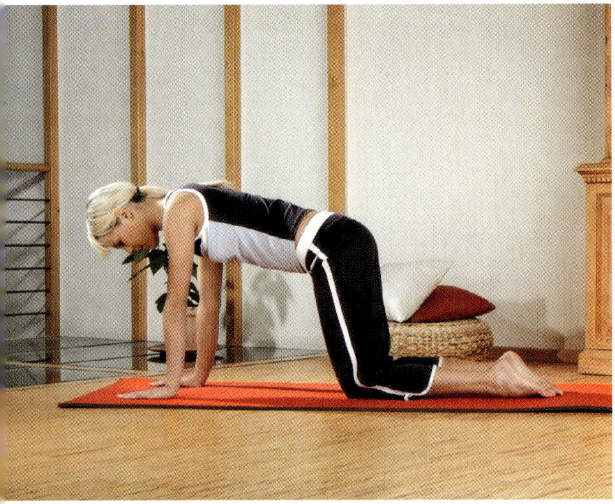

1 Sie befinden sich im Vierfüßerstand. Stützen Sie sich mit Knien und Händen auf den Boden. Arme und Oberschenkel stehen senkrecht zum Boden. Strecken Sie Ihre Fußspitzen aus.
Die Wirbelsäule ist in der Normalstellung, so auch Ihre Halswirbelsäule. Schauen Sie zum Boden. Machen Sie keinen Katzenbuckel und kein Hohlkreuz. Ziehen Sie die Schulterblätter ganz sanft nach unten.

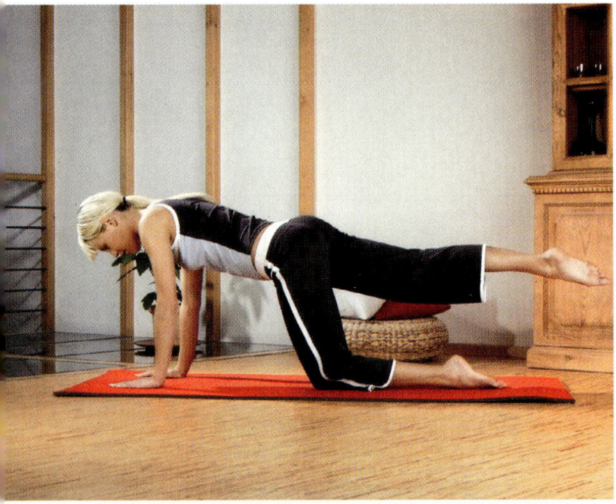

2 Aus dem Vierfüßerstand strecken Sie das rechte Bein nach hinten. Dabei dürfen Sie das Bein nur so weit anheben, das Ferse, Hüfte und Schultern annähernd eine Linie bilden. Führen Sie das Bein nicht mit Schwung nach hinten. Strecken Sie die Fußspitzen des rechten Beines. Durch die fehlende Unterstützung des rechten Beines ist Ihr Körper gezwungen, Gleichgewichtsarbeit zu leisten. Das aktiviert kleine Muskeln, die tief an der Wirbelsäule liegen und die Wirbelkörper stabilisieren.

Tipps zu Übung 4

Die Konzentration auf Ihr »Powerhouse« erleichtert es Ihnen, das Gleichgewicht zu halten. Lassen Sie sich bitte Zeit, eine stabile Position zu finden, sonst klappt die Übung nicht. Sie dürfen auf keinen Fall mit Schwung arbeiten: Die Bewegung muss immer langsam und kontrolliert ausgeführt werden.

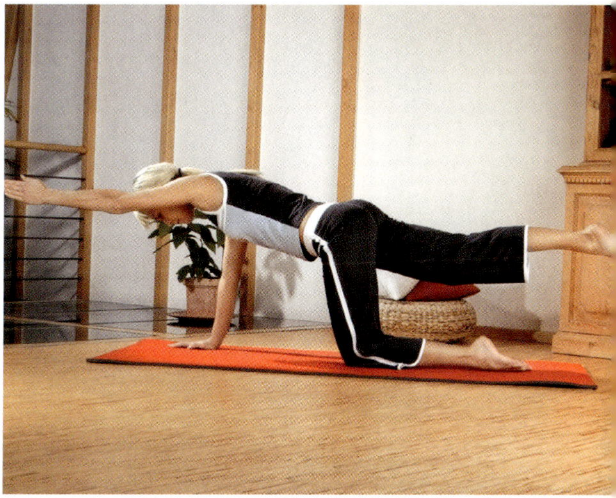

3 Führen Sie den linken Arm vom Boden nach vorn, bis er sich genau neben dem Kopf befindet. Strecken Sie ihn ganz aus. Auch hier gilt: keine schwunghafte Bewegung! Der Daumen der linken Hand zeigt nach oben. Ferse, Hüften, Schultern, Ellenbogen und Hand sollen annähernd eine Linie bilden. Konzentrieren Sie sich auf Ihr »Powerhouse«. Wenn Sie Probleme mit dem Gleichgewicht haben, setzen Sie das linke Knie und die rechte Hand seitlich etwas auseinander.

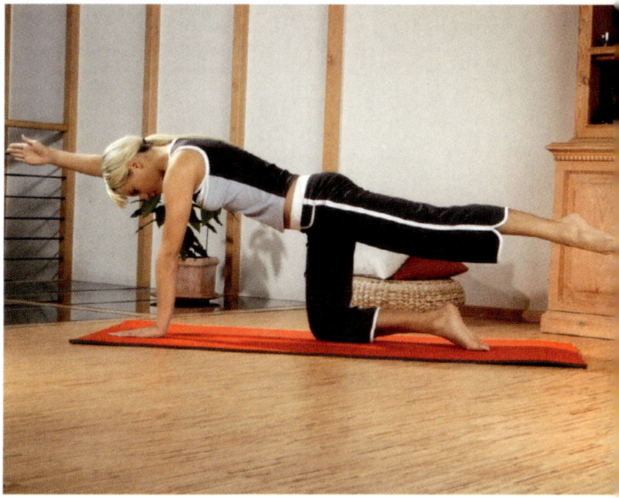

4 Setzen Sie das rechte Knie und die linke Hand auf den Boden. Jetzt ist die andere Seite dran. Heben Sie das linke Bein und den rechten Arm gleichzeitig an. Nicht mit Schwung! Bein, Wirbelsäule und Arm sollen eine Linie bilden. Die Bewegung erfolgt nun wechselseitig. Anheben der einen Seite – Gleichgewicht finden – absetzen – Anheben der anderen Seite. Wiederholen Sie diese Bewegung etwa 15 bis 20 Mal pro Seite. Für die nächste Übung gehen Sie in die Bauchlage.

Übung 5 für Könner

Trainingsziele	Kräftigung der unteren Rückenmuskulatur
	Kräftigung des Schultergürtels
Wiederholungen	10 bis 15

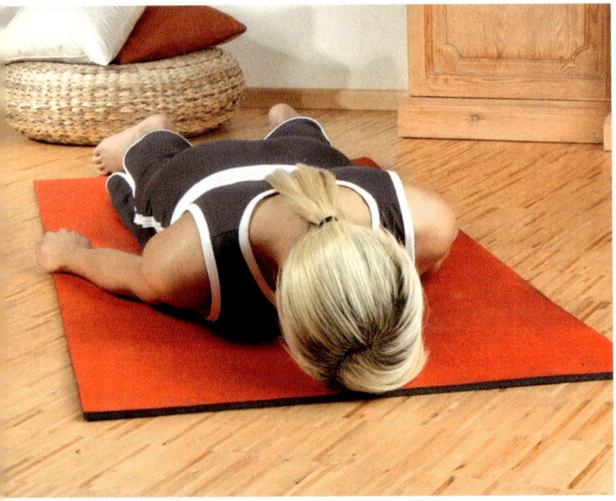

1 Legen Sie sich auf den Bauch. Die Beine sind gestreckt und ganz geschlossen. Strecken Sie die Füße nach hinten, auch die Zehenspitzen. Die Arme liegen ausgestreckt seitlich neben dem Körper, die Handflächen weisen zum Boden.
Legen Sie den Kopf auf dem Boden ab. Sein Gewicht ruht auf der Stirn. Ziehen Sie Ihre Schulterblätter aktiv nach unten in Richtung Gesäß. Ihr »Powerhouse« ist aktiv und stabilisiert Ihre Wirbelsäule.
Atmen Sie gleichmäßig ein und aus.

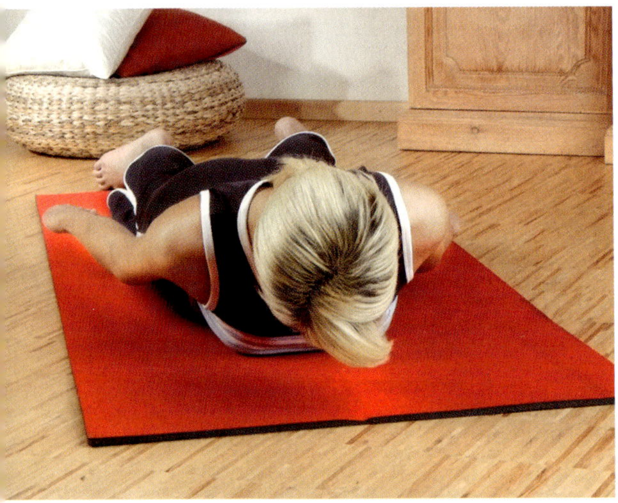

2 Heben Sie langsam den Oberkörper und die Arme vom Boden ab. Dazu lösen Sie zunächst die Stirn vom Boden und rollen dann Wirbel für Wirbel nach oben. Diese Bewegung findet ausschließlich in der Brustwirbelsäule statt. Der untere Teil des Brustkorbs behält Bodenkontakt.
Die Arme befinden sich weiter seitlich neben dem Körper, die Handflächen sind etwa zehn Zentimeter über dem Boden. Ziehen Sie Ihre Schulterblätter zusammen.

Über Joseph Pilates

Joseph Hubertus Pilates (1880 bis 1967) wurde in der Nähe von Düsseldorf geboren. Da er als Kind häufig unter verschiedenen Krankheiten litt, begann er früh mit dem körperlichen Training. Er machte viel Gymnastik, fuhr Ski und studierte daneben östliche Methoden wie Yoga und Zen-Meditation.

3 Bringen Sie die gestreckten Arme langsam in einem Halbkreis nach vorn. Die Handflächen schauen dabei immer nach unten.
Verändern Sie ansonsten Ihre Körperposition nicht. Der Blick geht nach unten. Ihr Kopf befindet sich zwischen den Oberarmen. Die Rücken- und Schultermuskulatur muss sehr intensiv arbeiten. Halten Sie deshalb Ihr »Powerhouse« aktiv.
Die Beine bleiben auf dem Boden. Atmen Sie gleichmäßig in den seitlichen Brustkorb.

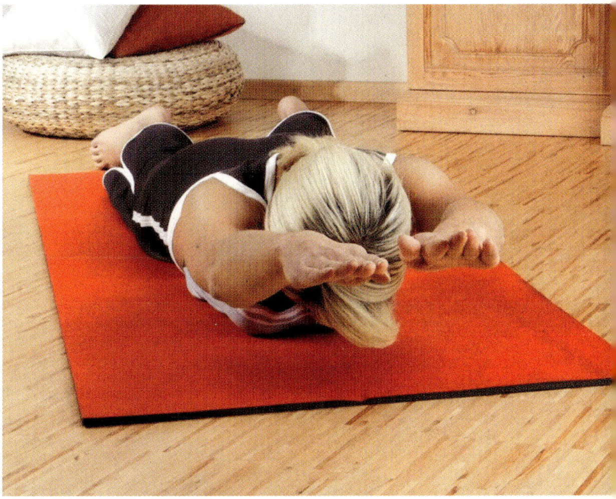

4 Führen Sie Ihre Arme zurück, seitlich neben den Körper. Setzen Sie die Arme nicht ab, sondern halten Sie die Spannung. Führen Sie die Arme abwechselnd nach vorn und nach hinten. Das Bewegungstempo orientiert sich an Ihrem Atemrhythmus. Wiederholen Sie diese Bewegung 10 bis 15 Mal. Wenn Sie spüren, dass die Kraft Ihrer Rückenmuskulatur nachlässt, setzen Sie die Arme langsam wieder ab.
Legen Sie sich für die nächste Übung auf die rechte Seite.

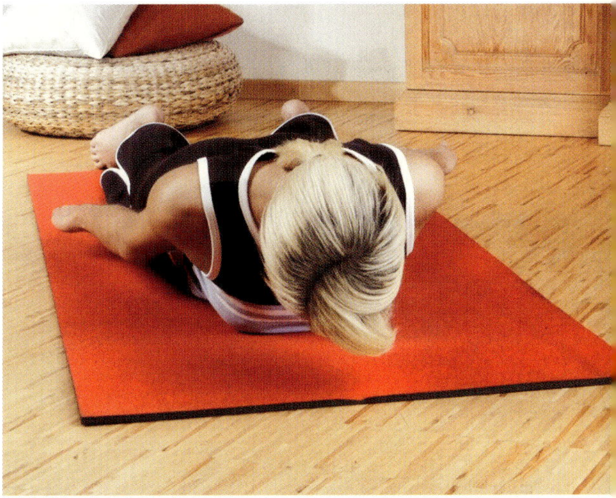

Übung 6 für Könner

Trainingsziele	Kräftigung des Hüftmuskels
	Kräftigung der seitlichen Rumpfmuskulatur
Wiederholungen	15 bis 20 pro Seite

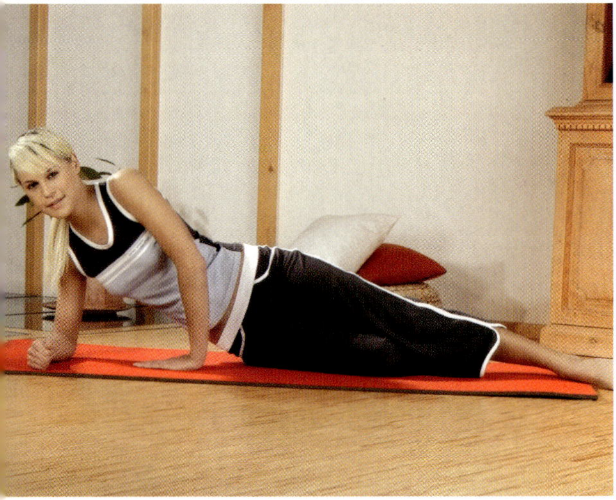

1 Aus der rechten Seitenlage heben Sie Ihren Oberkörper an und stützen ihn auf den rechten Ellenbogen. Der rechte Arm ist angewinkelt. Mit der linken Hand stützen Sie sich vor dem Körper ab. Ihr Körpergewicht ruht auf dem Becken, dem rechten Bein und dem rechten Ellenbogen. Winkeln Sie das rechte Bein nach hinten an. Strecken Sie die Zehenspitzen. Das linke Bein ist ebenfalls gestreckt. Aktivieren Sie Ihr »Powerhouse«, und bringen Sie Ihr Becken in die Neutralstellung.

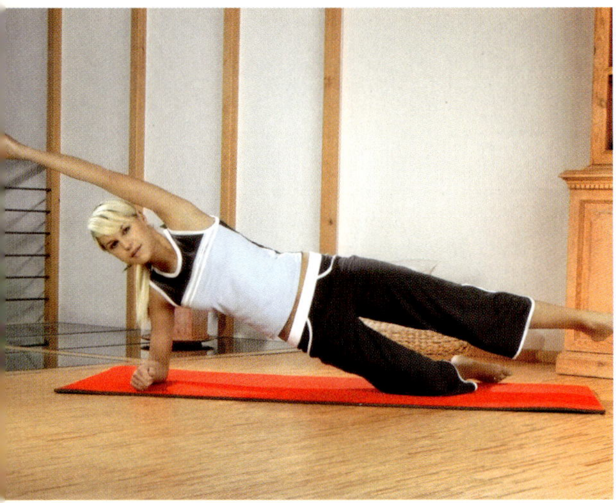

2 Heben Sie Ihr Becken an. Dazu stützen Sie sich auf den rechten Ellbogen und das rechte untere Knie. Der Oberschenkel des unteren Beines, Becken und Kopf bilden eine Linie. Wenn Sie diese Position stabilisiert haben, heben Sie das linke obere Bein an und strecken den linken Arm nach oben am Kopf vorbei. Der Fuß des oberen Beines ist gestreckt, die Handfläche des linken Armes weist zum Boden.
Halten Sie diese Position im Gleichgewicht.

Anfänge des Pilates-Trainings

Während des Ersten Weltkriegs war Joseph Pilates in einem Internierungslager. Dort entwickelte er sein System des Körpertrainings zunächst für die bettlägerigen Patienten. Sie sollten durch die Übungen Kraft und Flexibilität zurückgewinnen. In den zwanziger Jahren eröffnete er sein Studio in New York.

3 Beugen Sie den linken Arm und das linke Bein. Ellenbogen und Knie bewegen sich aufeinander zu. Die maximale Beugung ist erreicht, wenn sich Ellenbogen- und Kniegelenk in einem Winkel von etwa 90 Grad befinden. Nur der obere Arm und das obere Bein bewegen sich. Ansonsten verändern Sie Ihre Körperposition nicht. Sinken Sie nicht mit dem Becken seitlich zum Boden ab. Drücken Sie die rechte Schulter Richtung Boden, und lassen Sie sie nicht neben den Kopf rutschen.

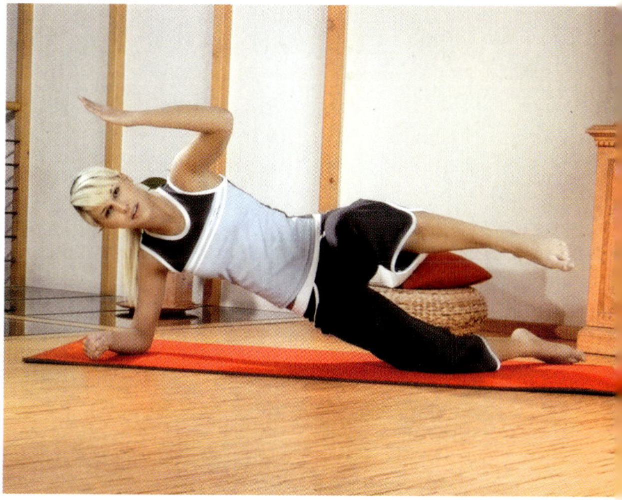

4 Strecken Sie den linken Arm und das linke Bein wieder aus. Beugen und strecken Sie Arm und Bein abwechselnd.
Die Bewegung findet in Ihrem Atemrhythmus statt. Beim Beugen atmen Sie aus, beim Strecken atmen Sie ein. Wiederholen Sie die Bewegung etwa 15 bis 20 Mal. Drehen Sie sich auf die andere Seite, und absolvieren Sie die Übung, indem Sie den Schritten 1 bis 4 folgen.
Für die nächste Übung legen Sie sich auf den Rücken.

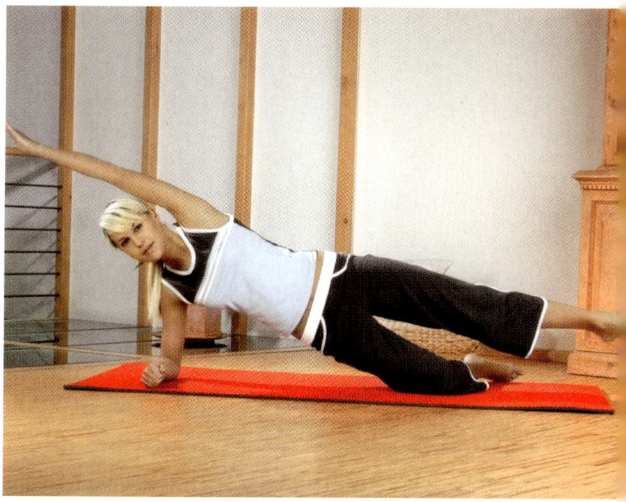

Übung 7 für Könner

Trainingsziele	Kräftigung der schrägen Bauchmuskulatur
	Kräftigung des Schultergürtels und der Armrückseite
Wiederholungen	8 bis 12 pro Seite

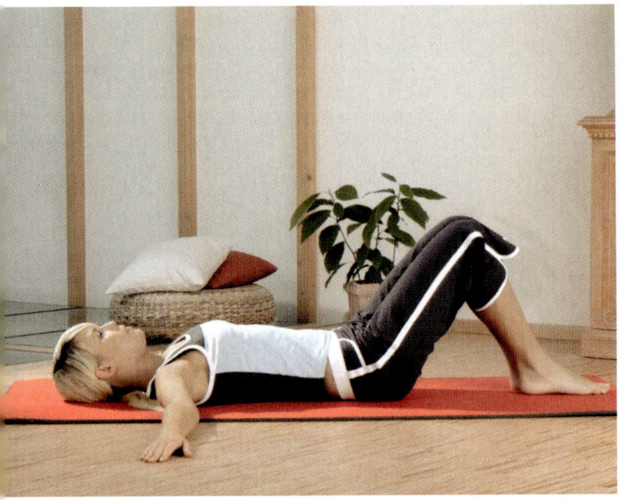

1 Sie liegen auf dem Rücken. Ziehen Sie die Beine zum Körper, der Winkel zwischen Ober- und Unterschenkel beträgt etwas mehr als 90 Grad. Die Fußsohlen haben vollen Bodenkontakt.
Legen Sie die Arme im rechten Winkel zum Oberkörper auf den Boden. Ihre Halswirbelsäule befindet sich in Neutralposition, ebenso das Becken. Ihre Rumpfmuskulatur steht unter Spannung, der Nabel ist angezogen. Atmen Sie gleichmäßig ein und aus.

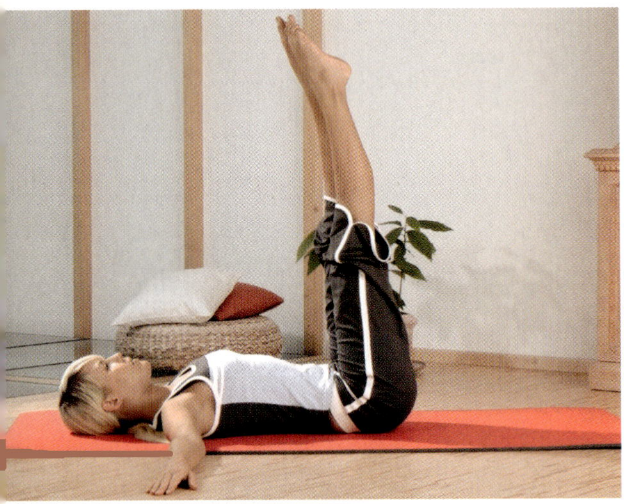

2 Strecken Sie die Beine nach oben. Dazu ziehen Sie zunächst die Knie in Richtung Kopf. Die Beine bleiben angewinkelt. Ihre Lendenwirbelsäule hat Kontakt zum Boden. Diese Beckenstellung sollten Sie während der ganzen Übung aufrechterhalten.
Strecken Sie die Beine nun senkrecht nach oben. Die Zehenspitzen sind gestreckt.
Achten Sie trotz der Anstrengung auf einen gleichmäßigen Atem.

Individuelles Gesundheitstraining

Die Pilates-Methode respektiert die Möglichkeiten und Grenzen jedes Einzelnen. Deshalb wird das Training von ausgebildeten Pilateslehrern in der Regel im Einzelunterricht durchgeführt. Diese können dann ganz gezielt auf die Bedürfnisse und Schwächen des Trainierenden eingehen.

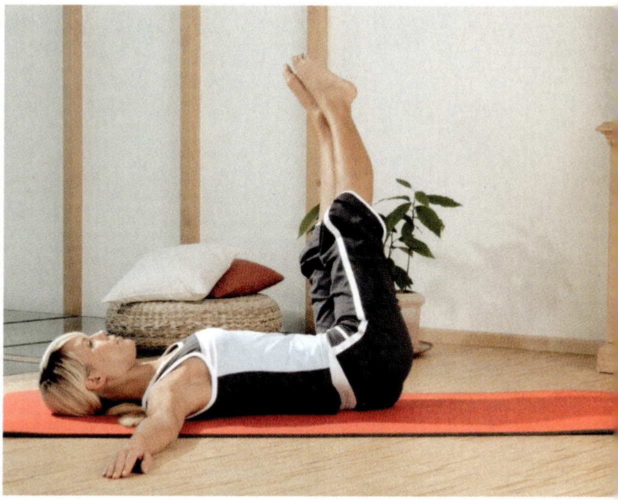

3 Senken Sie die Beine langsam zur linken Seite. Gleichzeitig drehen Sie den Kopf zur rechten Seite.
Je weiter Sie die Beine absenken, desto schwerer wird die Haltearbeit für den Rumpf.
Bringen Sie die Beine nur soweit zur Seite, wie Sie die volle Rumpfspannung aufrechterhalten und normal weiteratmen können.
Wenn Sie Ihren tiefstmöglichen Punkt erreicht haben, ziehen Sie die Beine langsam wieder nach oben.

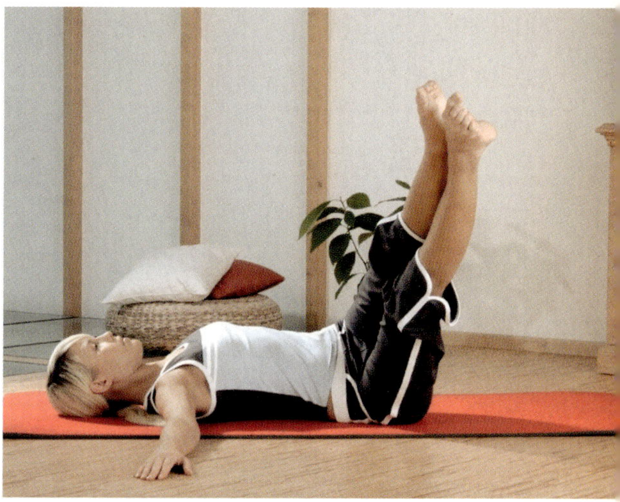

4 Ihre Beine sind wieder in der senkrechten Position. Senken Sie nun Ihre Beine zur rechten Seite.
Wenn Sie den tiefsten Punkt, an dem Sie die Spannung noch halten können, erreicht haben, ziehen Sie die Beine wieder hoch.
Die Bewegung erfolgt abwechselnd zur linken und rechten Seite. Beim Absenken der Beine atmen Sie aus, beim Heben atmen Sie ein. Wiederholen diese Bewegung etwa acht bis zwölf Mal. Für die nächste Übung bleiben Sie in der Rückenlage.

Übung 8 für Könner

Trainingsziele	Kräftigung der schrägen Bauchmuskulatur
	Kräftigung der unteren Bauchmuskulatur
Wiederholungen	15 bis 20 pro Seite

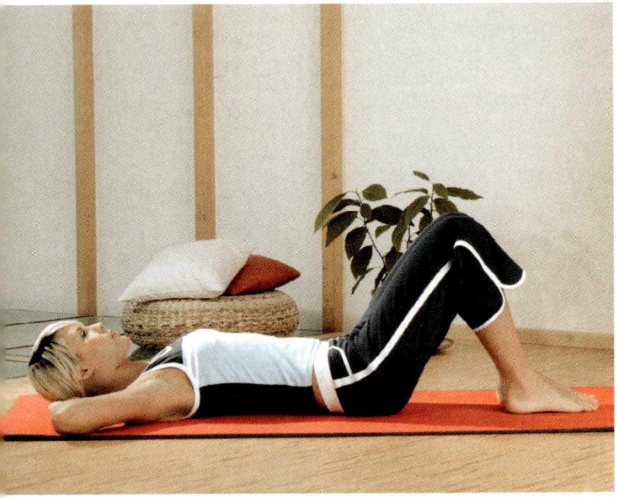

1 Sie liegen entspannt auf dem Rücken. Ziehen Sie die Beine anschließend zum Gesäß, etwas mehr als 90 Grad. Die Fußsohlen beider Füße haben vollen Bodenkontakt. Bringen Sie Ihr Becken in die Neutralposition. Aktivieren Sie dazu Ihr »Powerhouse«, indem Sie den Bauchnabel zur Wirbelsäule ziehen. Verschränken Sie Ihre Hände unter dem Kopf. Die Ellenbogen liegen auf dem Boden und berühren die Matte. Atmen Sie gleichmäßig ein und aus.

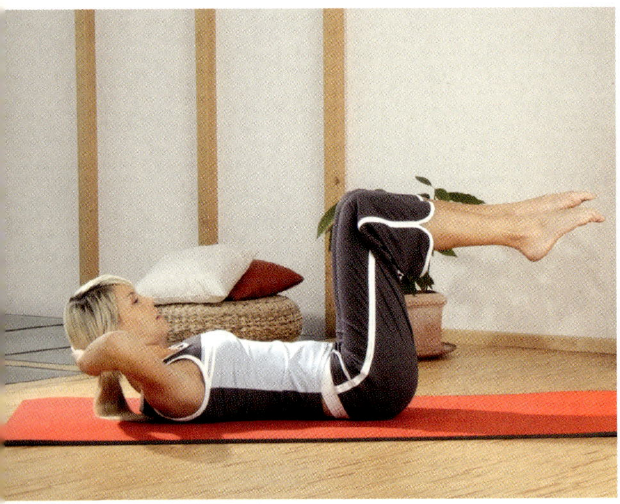

2 Heben Sie Ihre Beine vom Boden ab, bis Ober- und Unterschenkel einen rechten Winkel bilden und die Unterschenkel parallel zum Boden stehen. Strecken Sie die Füße. Drücken Sie Ihre Lendenwirbelsäule fest gegen den Boden. Wenn Sie diese Position stabilisiert haben, heben Sie Ihren Oberkörper an.
Rollen Sie Ihre Brustwirbelsäule Wirbel für Wirbel nach vorn ein. Die Schulterblätter haben keinen Bodenkontakt mehr. Verändern Sie die Stellung von Kopf und Armen nicht.

Tolle Figur und perfekte Haltung

Es werden mit dem Pilates-Training nie einzelne Muskeln, sondern immer mehrere Muskelgruppen gleichzeitig gekräftigt und gedehnt. Wenn Sie regelmäßig und mindestens drei Mal pro Woche trainieren, werden Sie für Ihre Anstrengungen mit einer tollen Figur und einer perfekten Haltung belohnt.

3 Ziehen Sie langsam das linke Knie zum Oberkörper, und gehen Sie in einer Gegenbewegung mit dem rechten Ellenbogen zum linken Knie. Der Oberkörper dreht dabei nach links. Die Stellung von Armen und Kopf bleibt nahezu unverändert. Gleichzeitig strecken Sie ohne Schwung das rechte Bein ganz aus, die Zehenspitzen sind gestreckt. Achten Sie darauf, dass Ihre Lendenwirbelsäule nicht den Bodenkontakt verliert. Ihre Bauchmuskulatur steht unter maximaler Spannung.

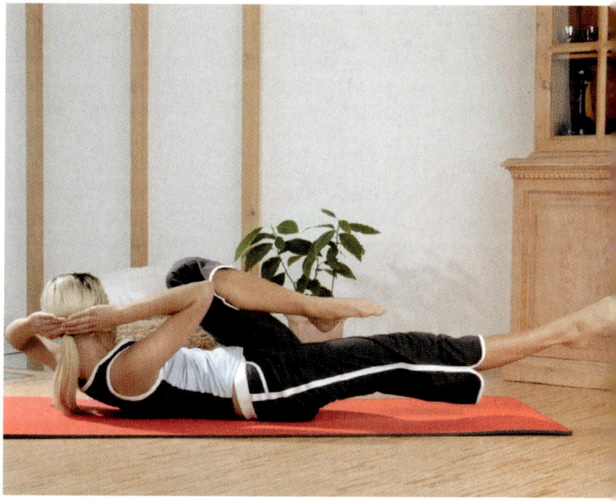

4 Aus dieser Position gehen Sie fließend in die Gegenrichtung: Nähern Sie den linken Ellbogen und das rechte Knie einander an. Die Bewegung kommt in erster Linie auf der Rotation des Oberkörpers. Beugen Sie das rechte Bein, und strecken Sie das linke aus. Die Fußspitzen bleiben immer gestreckt. Die Bewegung erfolgt abwechselnd. Wiederholen Sie die Bewegung zwischen 15 und 20 Mal pro Seite. Legen Sie sich anschließend wieder auf den Rücken.

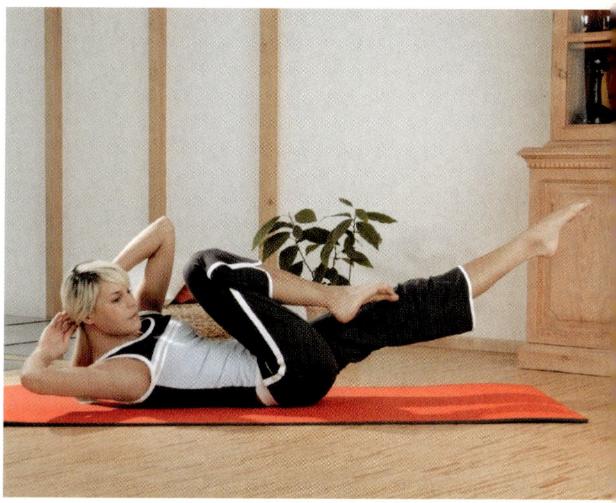

Übung 9 für Könner

Trainingsziele	Kräftigung der unteren Rückenmuskulatur
	Kräftigung der Gesäßmuskulatur und des Schultergürtels
Wiederholungen	10 bis 15 pro Seite

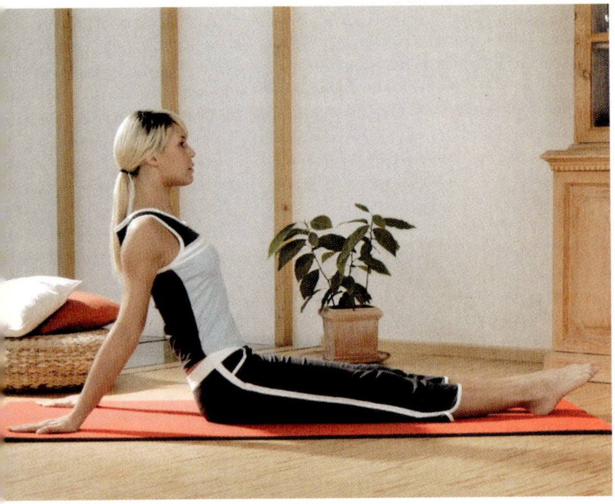

1 Setzen Sie sich auf. Stützen Sie sich mit den Händen nach hinten ab. Die Arme sind gestreckt und etwa in einem Winkel von 30 Grad nach hinten versetzt. Drücken Sie Ihre Schulterblätter nach unten. Ihre Halswirbelsäule befindet sich in Neutralstellung. Die Beine sind ausgestreckt und liegen ganz auf dem Boden auf. Die Füße sind gestreckt. Nun aktivieren Sie Ihr »Powerhouse« und spannen Ihre Bauchmuskulatur an.
Atmen Sie ruhig und gleichmäßig in den seitlichen Brustkorb.

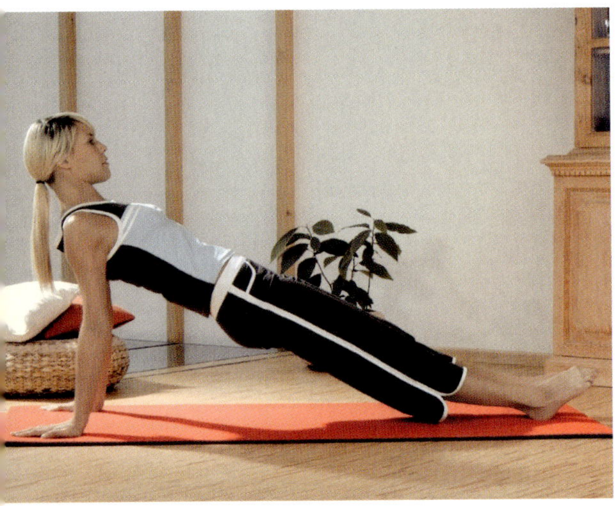

2 Heben Sie Ihr Becken nach oben an, bis Fersen, Knie, Hüfte, Wirbelsäule und Schultern eine gerade Linie bilden. Die Arme gehen senkrecht zum Boden.
Ihr Becken kommt in die Neutralstellung. Achten Sie darauf, die Schulterblätter unten zu halten. Sinken Sie nicht ein. Ihr Körpergewicht ruht auf den Fersen und den Händen. Die Füße bleiben ausgestreckt.
Ihre Rumpfmuskulatur steht unter maximaler Spannung, das Kinn zeigt leicht zur Brust.

Zu viel Sitzen ist Gift

Langes Sitzen führt zu einem sehr hohen einseitigen Druck auf die Bandscheiben und zu einer mangelnden Beanspruchung der Rumpfmuskulatur. Da die Wirbelsäule selbst schmerzunempfindlich ist, bemerken Sie die Probleme erst, wenn die Muskeln verspannt oder die Wirbelgelenke blockiert sind.

3 Heben Sie das durchgestreckte linke Bein vom Boden ab. Ihr Becken darf nicht zur linken Seite abkippen. Um das zu verhindern, muss die Gesäßmuskulatur der rechten Seite mehr arbeiten.
Gleichzeitig muss die Schultermuskulatur das zusätzliche Körpergewicht übernehmen. Achten Sie trotzdem darauf, dass die Schultern unten bleiben. Ihr Kopf ist in Verlängerung der Wirbelsäule.
Setzen Sie das linke Bein wieder auf den Boden.

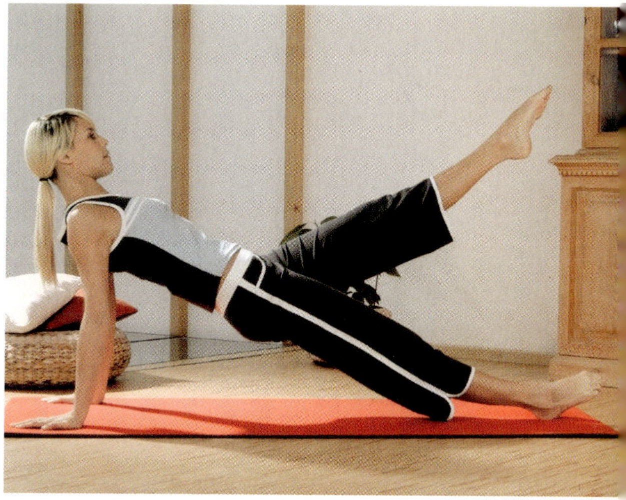

4 Heben Sie das rechte Bein vom Boden ab. Ihr Hauptaugenmerk gilt wieder dem Becken und dem Schultergürtel, der nicht einsinken soll.
Heben und senken Sie abwechselnd das rechte und linke Bein. Becken, Wirbelsäule und Arme bewegen sich nicht. Wiederholen Sie diese Bewegung 10 bis 15 Mal pro Bein.
Eine Beinbewegung dauert einen Atemzyklus. Beim Anheben des Beines atmen Sie ein, beim Absetzen aus. Gehen Sie für die nächste Übung zurück in die Sitzposition.

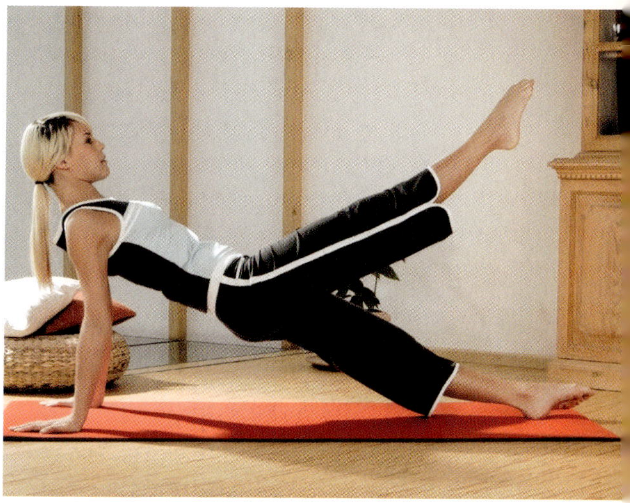

Übung 10 für Könner

Trainingsziele	Verbesserung der Beweglichkeit der Wirbelsäule
	Kräftigung der schrägen Bauchmuskulatur
Wiederholungen	20 pro Seite

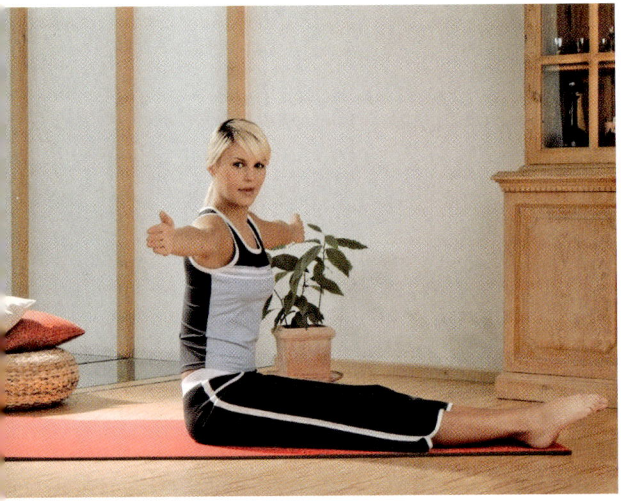

1 Sitzen Sie mit ganz gestreckten Beinen. Beide Beine liegen auf dem Boden, die Zehenspitzen sind gestreckt. Richten Sie Ihr Becken auf. Versuchen Sie mit Ruhe, Ihre Lendenwirbelsäule in die gewünschte Neutralstellung zu bringen.
Richten Sie sich im Oberkörper auf, und nehmen Sie die Arme seitlich nach außen. Die Daumen zeigen zur Decke, die Handflächen nach vorne. Atmen Sie ruhig ein und aus.

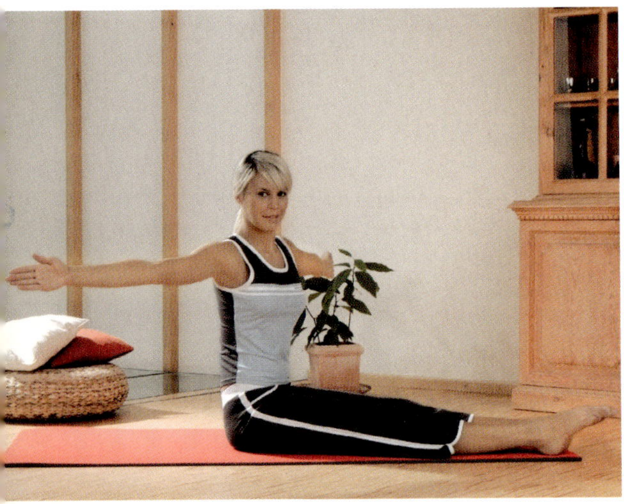

2 Drehen Sie Ihren Oberkörper langsam auf die rechte Seite. Die Bewegung kommt ausschließlich aus der Brustwirbelsäule. Das Becken dreht sich nicht, und die Stellung des Schultergürtels und der Arme bleibt unverändert. Achten Sie auch darauf, im Brustkorb nicht einzusinken. Die Drehbewegung muss langsam und ohne Schwung von der Muskulatur geführt werden.

Muskelkater?

Als Muskelkater bezeichnet man Muskelschmerzen nach ungewohnten Belastungen. Sie treten zeitverzögert und nur bei Bewegung der entsprechenden Muskeln auf. Sie spüren den Muskelkater meist nach ein bis zwei Tagen, und er klingt nach ungefähr drei bis fünf Tagen von selbst wieder ab.

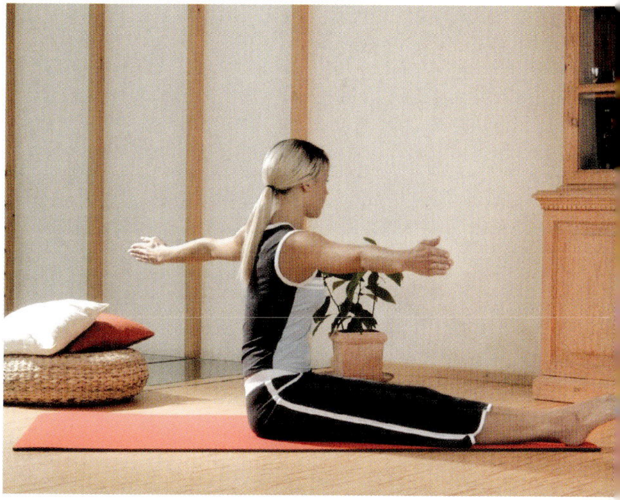

3 Drehen Sie Ihren Oberkörper auf die linke Seite. Auch jetzt bewegt sich nur die Wirbelsäule. Becken, Schultergürtel und Arme halten ihre Position unverändert. Drehen Sie den Kopf einfach mit.
Wenn Sie das Ende der Bewegung erreicht haben, versuchen Sie den Oberkörper gegen den Widerstand noch etwas weiter zu drehen. Das erhöht die Anspannung der schrägen Bauchmuskulatur.

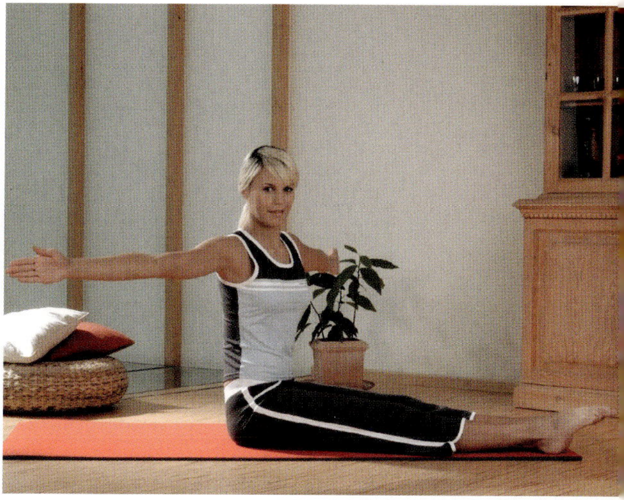

4 Drehen Sie abwechselnd den Oberkörper nach rechts und links. Wiederholen Sie diese Bewegung etwa 20 Mal pro Seite.
Wenn Sie sich zur Seite drehen, atmen Sie aus; wenn Sie sich zurück in die Ausgangsstellung drehen, atmen Sie ein. Bevor Sie die Bewegung beenden, beruhigen Sie Ihre Atmung. Erst dann nehmen Sie Ihre Arme herunter, und bringen Sie seitlich neben den Oberkörper.
Für die nächste Übung legen Sie sich auf den Rücken.

Übung 11 für Könner

Trainingsziele	Intensive Kräftigung der Bauchmuskulatur
	Leichte Kräftigung der Armmuskulatur
Wiederholungen	10 Atemzyklen

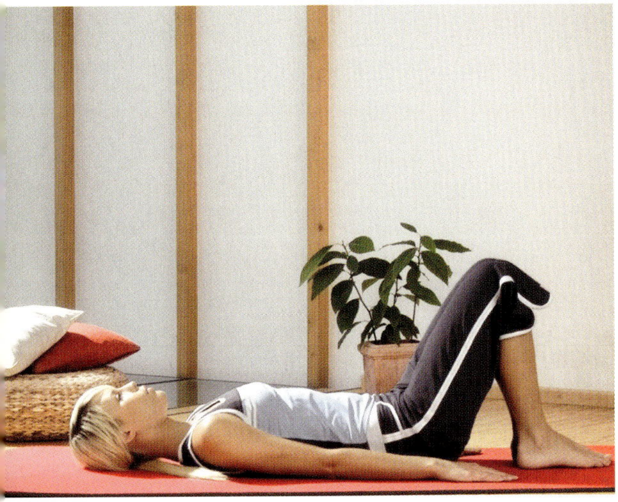

1 Sie liegen entspannt auf dem Rücken. Ziehen Sie Ihre Beine an, die Füße stehen ungefähr hüftbreit auseinander fest auf dem Boden.
Ihr Becken befindet sich in Neutralstellung. Wenn Ihre Hand noch gerade zwischen Boden und Lendenwirbelsäule passt, stimmt die Beckenstellung in etwa.
Legen Sie die Arme seitlich neben den Körper. Die Handflächen weisen zum Boden. Kontrollieren Sie, ob sich Ihre Halswirbelsäule in der Neutralstellung befindet.

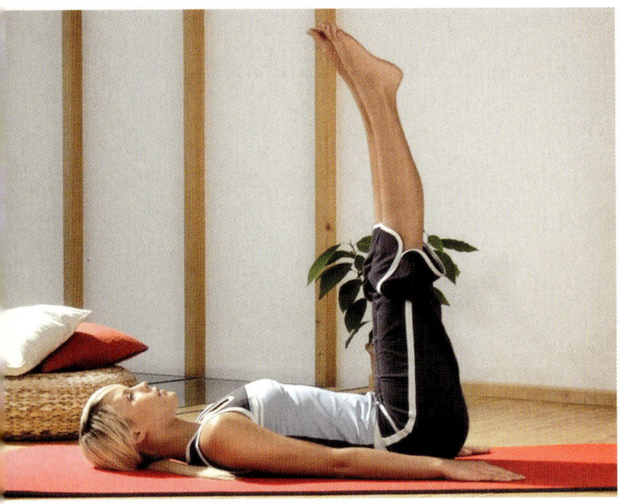

2 Strecken Sie die Beine senkrecht nach oben. Die Knie und Fußgelenke sind gestreckt. Entscheidend ist, dass sich die Stellung der Lendenwirbelsäule nicht verändert.
Achten Sie darauf, dass Sie beim Anheben der Beine nicht die Luft anhalten. Die Stellung von Armen, Halswirbelsäule und Kopf verändert sich nicht.

Tipps zu Übung 11

Diese Übung sollte nur von sehr geübten Menschen ausgeführt werden. Ruhiges und gleichmäßiges Atmen während der Übung sind besonders wichtig. Wenn Sie beim Hochrollen merken, dass Sie den Atem anhalten und in die Pressatmung kommen, ist die Übung leider noch zu schwer für Sie.

3 Rollen Sie Ihre Wirbelsäule langsam nach vorn ein. Dazu lösen Sie, beginnend bei der oberen Brustwirbelsäule, Wirbel für Wirbel vom Boden. Gehen Sie nach vorn, bis die Schulterblätter keinen Bodenkontakt mehr haben. Der Kopf bleibt in Verlängerung der Wirbelsäule. Halten Sie Beine und Füße gestreckt. Wenn Sie keine Mühe haben, die Position mit Spannung zu halten, heben Sie die gestreckten Arme vom Boden. Die Handflächen weisen dabei zum Boden.

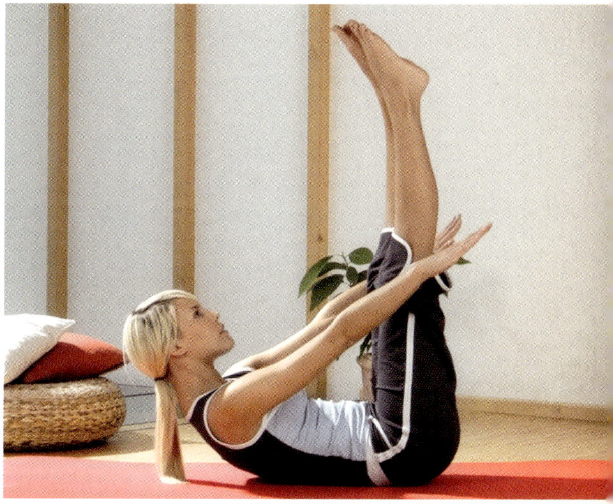

4 Heben und senken Sie in raschem Rhythmus die Arme. Der Bewegungsausschlag beträgt nur 20 bis 30 Zentimeter.
Führen Sie pro Atemzyklus jeweils zehn Armbewegungen aus. Fünf Mal die Arme heben und senken beim Einatmen, fünf Mal beim Ausatmen. Beenden Sie die Übung nach zehn Atemzyklen. Legen Sie dazu erst die Arme auf den Boden, rollen Sie dann Ihre Brustwirbelsäule Wirbel für Wirbel ab. Für die nächste Übung bleiben Sie in der Rückenlage.

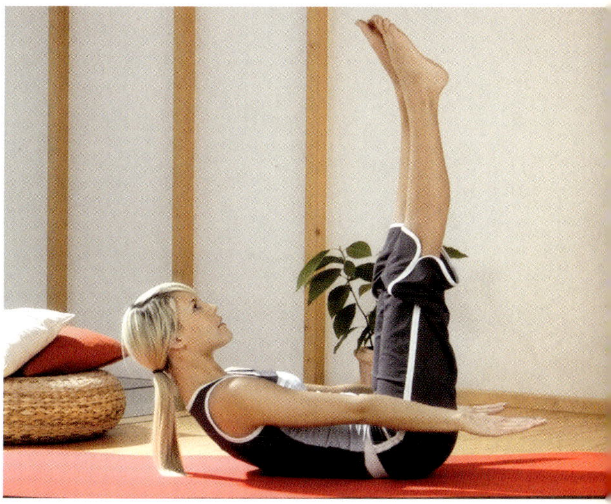

Übung 12 für Könner

Trainingsziele	Intensive Kräftigung der unteren Bauchmuskulatur
	Leichte Kräftigung der Beinmuskulatur
Wiederholungen	15 bis 20

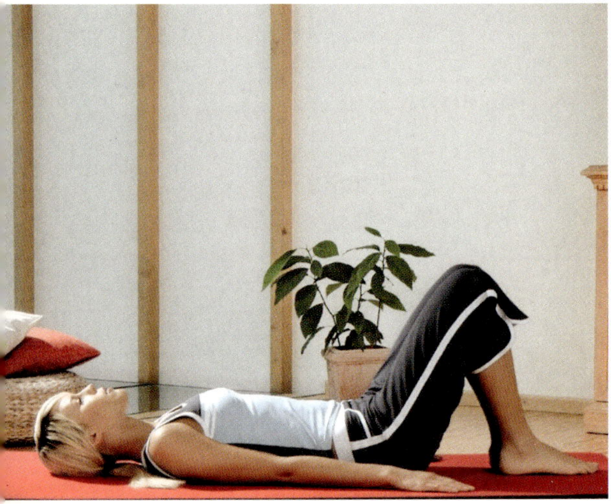

1 Sie liegen ganz entspannt auf dem Rücken. Ziehen Sie Ihre Beine leicht zum Körper. Die Füße stehen hüftbreit auf dem Boden; die Fußsohlen haben Kontakt zur Matte.
Ihr Becken befindet sich in Neutralstellung.
Legen Sie die Arme seitlich neben den Körper. Die Handflächen weisen nach unten. Kontrollieren Sie, ob sich Ihre Halswirbelsäule in der Neutralstellung befindet.
Atmen Sie ruhig und gleichmäßig.

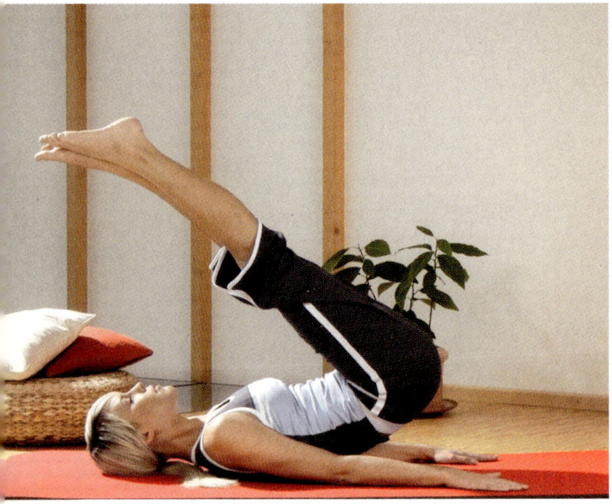

2 Ziehen Sie die Knie in Richtung Kopf. Das Becken und die Lendenwirbelsäule lösen sich vom Boden. Dazu spannen Sie Ihre Bauchmuskulatur an. Geben Sie mit den Armen Druck gegen den Boden. Strecken Sie dann die Beine aus. Diese Aufrollbewegung muss langsam und kontrolliert ausgeführt werden. Rollen Sie nur so weit nach oben, wie Sie eine hohe Spannung der Bauchmuskulatur spüren.

Sauerstoffwasser?

Trinken ist wichtig – kein Zweifel! Aber was ist von Modegetränken wie mit Sauerstoff angereichertem Wasser zu halten? Eine Steigerung der Sauerstoffaufnahme mittels Getränk ist nicht möglich, ebenso wenig eine Verbesserung der Leistungsfähigkeit. Einziger Trost: Sauerstoffwasser schadet auch nicht.

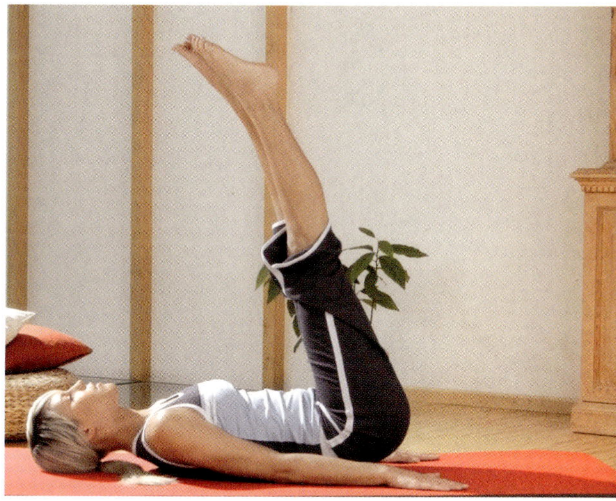

3 Nun beginnt die Abwärtsbewegung. Senken Sie Ihr Becken ganz langsam zum Boden. Die Lendenwirbelsäule erhält Wirbel für Wirbel Bodenkontakt. Auch diese Bewegung muss langsam ausgeführt werden. Beenden Sie die Abrollbewegung, bevor das Steißbein Bodenkontakt bekommt. Die Bauchmuskulatur muss unter Spannung bleiben. Während der Auf- und Abrollbewegung sind nur Beine, Becken und Lendenwirbelsäule in Aktion.

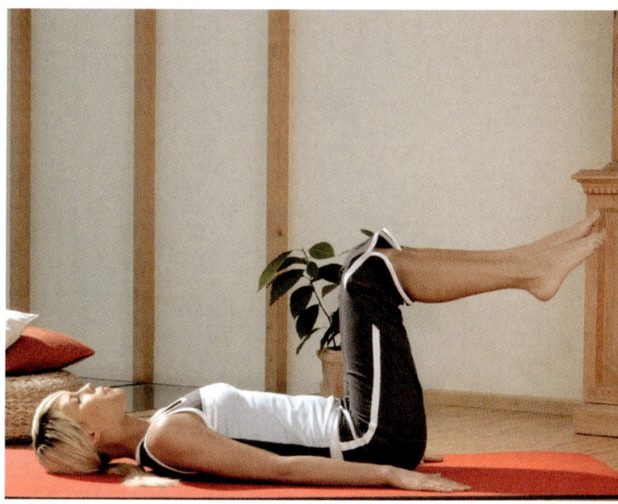

4 Wenn Sie das Becken zum Boden gerollt haben, beugen Sie wieder die Beine. Ziehen Sie die Knie in Richtung Kopf. Die Übung beginnt von Neuem: Becken hochziehen, Beine ausstrecken und das Becken ganz langsam zum Boden zurücksinken lassen. Wiederholen Sie diese Bewegung 15 bis 20 Mal. Das Bewegungstempo orientiert sich an der Atmung. Beim Einatmen ziehen Sie das Becken hoch, beim Ausatmen senken Sie es zum Boden. Bleiben Sie für die letzte Übung in Rückenlage.

Übung 13 für Könner

Trainingsziele	Sehr intensive Kräftigung der Bauchmuskulatur
	Mobilisierung des Schultergürtels
Wiederholungen	4 bis 6 Atemzyklen

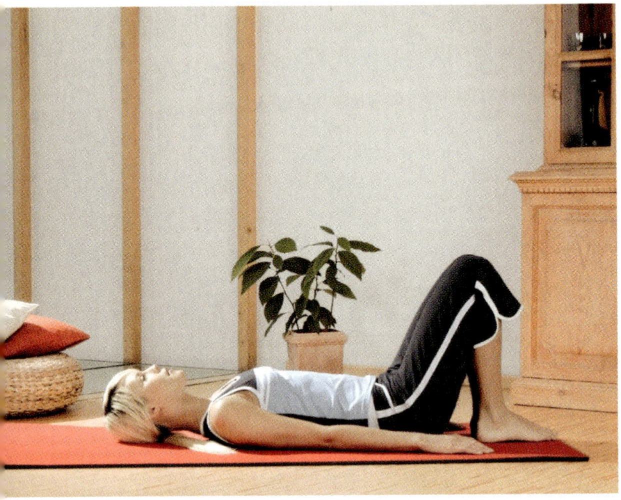

1 Sie liegen ganz entspannt auf dem Rücken. Stellen Sie Ihre Beine an, dabei berühren beide Fußsohlen den Boden. Ihr Becken befindet sich in Neutralstellung, der Bauchnabel wird in Richtung Wirbelsäule eingezogen. Legen Sie die Arme seitlich neben den Körper. Die Handflächen zeigen nach unten.
Bringen Sie Ihre Halswirbelsäule in Neutralstellung. Aktivieren Sie vor Übungsbeginn Ihr »Powerhouse«. Ihre Atmung ist ruhig und ganz gleichmäßig.

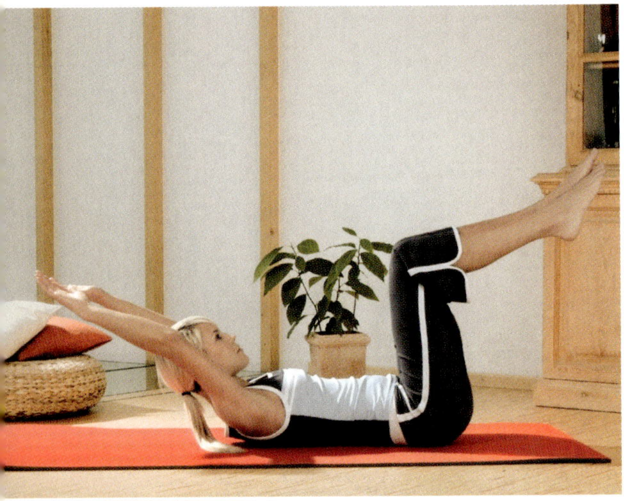

2 Heben Sie Ihre angezogenen Beine vom Boden an, bis die Oberschenkel etwas über die Senkrechte zum Boden hinausgehen. Halten Sie die Unterschenkel im rechten Winkel zu den Oberschenkeln, und strecken Sie die Zehenspitzen.
Drücken Sie Ihre Lendenwirbelsäule fest gegen den Boden. Heben Sie Ihren Oberkörper an. Strecken Sie die Arme nach hinten. Die Oberarme befinden sich seitlich neben dem Kopf und sind gestreckt. Die Handflächen zeigen nach oben.

Jungbrunnen Krafttraining

Wer von uns möchte nicht auch im Alter leistungsfähig bleiben oder sogar werden? Eine Studie konnte zeigen, dass die muskuläre Leistungsfähigkeit sogar im Alter von über 60 Jahren durch regelmäßige Kräftigung auf dem Niveau eines 40 Jahre jüngeren Nichttrainierten erhalten werden kann.

3 Führen Sie gegengleich den rechten Arm nach unten und den linken Arm nach oben. Der Bewegungsausschlag beträgt 30 bis 40 Zentimeter. Halten Sie Ihre Position weiter, und führen Sie nun den rechten Arm nach oben und den linken nach unten. Diese Armbewegung findet abwechselnd statt. Sie soll zügig durchgeführt werden. Halten Sie die Arme immer gestreckt.
Atmen Sie dabei normal weiter. Sollte das nicht gelingen, ist die Übung noch zu schwer für Sie.

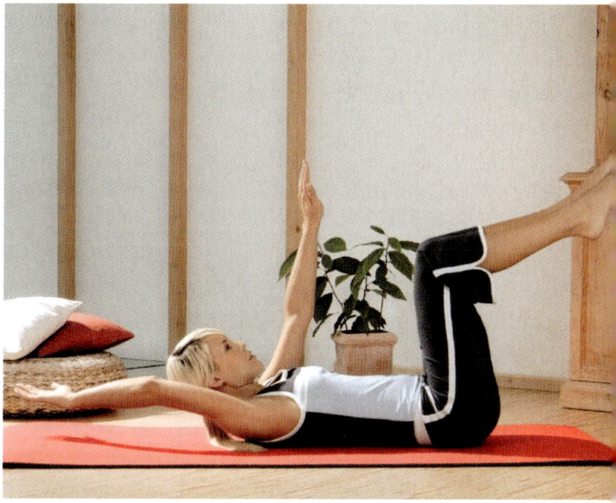

4 Die Geschwindigkeit der Bewegung soll so beschaffen sein, dass während eines Atemzyklus zehn Armbewegungen stattfinden: fünf beim Einatmen und fünf beim Ausatmen. Sie sollten die Übung über vier bis sechs Atemzyklen halten. Danach gehen Sie wieder in die Ausgangsposition zurück. Beenden Sie zuerst die Armbewegungen, legen Sie dann die Arme seitlich neben den Körper, rollen Sie die Brustwirbelsäule zurück, und stellen Sie die Füße wieder auf den Boden.

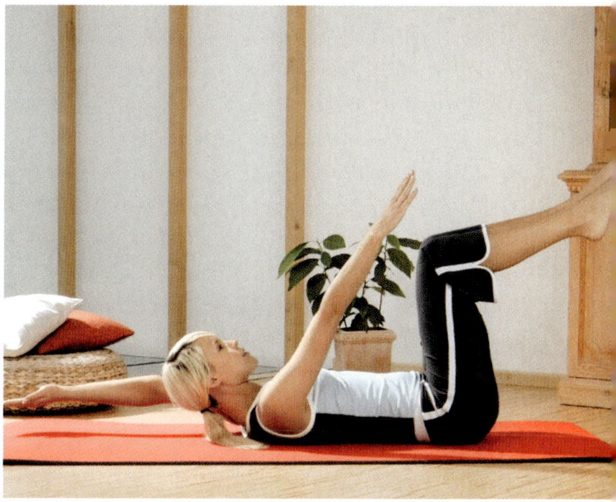

Weitere Informationen

Zum Nachlesen

Von den Autoren

- Baur, Christof/Thurner, Bernd: Wirbelsäulengymnastik mit dem Ball. Weltbild Buchverlag 2004
- Baur, Christof/Thurner, Bernd: 10-Minuten-Training. Straffer Bauch und starker Rücken, mit CD. Weltbild Buchverlag 2004

Pilates-Bücher

- Grabbe, Dieter: Pilates für Einsteiger, mit CD. Droemer Knaur 2005
- Mayr, Barbara: Pilates allein zu Hause. Ueberreuther Verlag 2005
- Stewart, Kellina: Pilates – leicht gemacht. Oesch Verlag 2005

Zum Mitmachen

Übungsplakate

- Cavallucci, Anette: Pilates-Plakat. Die fünf besten Übungen auf einen Blick. Weltbild Buchverlag 2004
- Baur, Christof/Thurner, Bernd: Übungsplakat für zu Hause/ Bauch – Beine – Po. Sechs Übungen auf einen Blick. Weltbild Buchverlag 2005

Empfehlenswerte DVDs

- Bild am Sonntag Wellness Spezial, Pilates. Das Pilates-Workout für mehr Balance, Beweglichkeit und Vitalität
- Bild am Sonntag Wellness, Vol. 1, Pilates Basic. Das ganzheitliche Training zur Straffung und Kräftigung von Beinen, Armen, Bauch und Po
- Bild am Sonntag Wellness, Vol. 2, Pilates Basic Plus. Das besondere Wellness-Programm!
- Bild am Sonntag Wellness, Vol. 3, Pilates Workout. Das ganzheitliche Fitness-Training für eine optimale Figur
- Bild am Sonntag Wellness, Vol. 4, Pilates Performance. Das ganzheitliche Training zur Steigerung von Körperbewusstsein und Balance

Nützliche Internetseiten

Allgemeine Informationen

- www.brigitte.de/gesund/fit/beste_uebungen/yoga_pilates_training/
- www.womenweb.de/bodyhealth/fitness/pilates.html
- www.fitforfun.msn.de/fitness/pilates
- www.3sat.de/3sat.php?http://www.3sat.de/tips/sportiv/43519/
- www.pilates.de/
- www.pilates.at/
- http://aerobic-and-more.de

Erfahrungsaustausch

- www.workout.de/
- http://de.fitness.com/

Über dieses Buch

Die Autoren
Christof Baur, geboren 1965, ist Diplomsportlehrer für Prävention und Rehabilitation sowie M. A. (Magister Artium) der Sportpädagogik. Er ist im Therapie- und Trainingszentrum Friedberg tätig.

Bernd Thurner, geboren 1970, ist ebenfalls Diplomsportlehrer für Prävention und Rehabilitation. Er arbeitet im Therapie- und Trainingszentrum Friedberg und lehrt als Dozent an einer Berufsfachschule für Physiotherapie.

Der Fotograf
Sascha Wuillemet, geboren 1971 in Ratingen, ist ausgebildeter Fotograf. Seit 1995 arbeitet er freischaffend als Fotograf und Illustrator für Verlage und verschiedene Unternehmen aus den Bereichen Werbung, Mode und Industrie.

Bildnachweis
Alle Fotos Sascha Wuillemet, Neusäß, bis auf: 2, 11, 16, 19, 21: Weltbild Bildarchiv

Haftungsausschluss
Die Inhalte dieses Buches sind sorgfältig recherchiert worden. Dennoch können weder die Autoren noch der Verlag für die Angaben in diesem Buch eine Haftung übernehmen.

Impressum

Weltbild Buchverlag
-Originalausgaben-

Projektleitung: Julia Kotzschmar
Redaktion: Claudia Krader
Umschlaggestaltung und Layout: X-Design, München
Umschlagabbildung: Sascha Wuillemet, Neusäß
DTP/Satz: AVAK Publikationsdesign, München
Reproduktion: Point of Media GmbH, Augsburg
Druck und Bindung: Typos-Digital Print, spol. s r. o., Podnikatelská 1160/14, CZ-32059 Plzen

Gedruckt auf chlorfrei gebleichtem Papier

Printed in Czech Republic

ISBN 3-89897-358-1

Von A bis Z